100세 시대 건강관리 비법

걸을수 있을때가 내 人生이다

이형문 지음

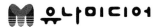
유나미디어

차 례

제1부 | 식생활편

제 2부 | 신체부위별 (질환별) 대응

제 3부 | 생활습관과 주변환경

처음말

　내 한 존재가 하나님의 섭리로 이 세상에 태어나 평생토록 살아갈 명(命)줄을 받아 나온다고 했다.
　처음 어머니의 뱃속에서 태어난 후 무려 3천 번이나 넘어진 뒤에야 비로소 걷기를 시작한다는데 그렇다면 명이 다하는 날까지는 과연 얼마나 걸을까? 그 답은 저마다의 명줄에 달렸다.

　이 세상에서 오직 인간만이 직립해 움직이는 동물이기에 만물의 영장이다. 직립 운동은 뇌기능을 발달시켜 호르몬의 변화를 이끌어내고, 신진대사를 좋게 만들며, 아래로 노폐물을 배출시키고, 인체 시스템을 강화하고 나아가 사고력과 판단력을 높인다. 인간의 뇌 속에는 약 1천억 개의 신경세포가 직결돼 있어 기억과 학습, 감정과 마음이라는 고도의 정신활동을 담당해 머리끝에서 발끝에 이르기까지 직접 의사소통한다. 마치 인간의 몸은 대통령 중심의 지휘소 같다.

신경세포는 그 역할에 따라 다양한 형태로 우리 몸에서 일어나는 사건들에 대해 빠르게 정보를 주고받으며, 그에 맞는 뇌의 명령을 받아내고, 온몸에 전달한다. 결국 움직이는 세로토닌의 분비를 늘려 감정을 조절하고, 우울증을 치료하며, 신경전달 물질의 분비를 촉진해 몸 전체적인 균형을 맞춘다.

하나님은 이런 멋들어진 인간이란 최고의 걸작 품을 만들어 내 주셨다.(창세기 1장26절)

우리 인간은 이 귀한 몸을 죽는 날까지 고맙고 건강하게 살다 갈 의무가 있다. 여기에서 제일 중요한 걷기운동이 필수다. 이번 카타르월드컵 포르투갈과의 16강전에서 드라마 같은 역전승을 이끈 손흥민의 70미터 드리블과 황소 황희찬의 골은 세계가 놀랐고 잊을 수 없는 환상의 순간이었다.

이같이 걷기운동의 강력한 처방은 걷는 것만으로도 충분히 건강해질 수 있으며, 유산소운동과 근육운동에 큰 도움이 된다. 이런 꾸준한 습관의 활성화로 치매 예방은 물론 무한의 건강을 지켜줄 것이다.

신생아에겐 유전자에 얽힌 병 이외는 없다. 천진난만하게 웃는 아이의 눈빛은 그 얼마나 맑고 아름다운가?

병이란 내 스스로가 내 몸에다 저지른 산물이다. 일어나기 귀찮아서 잠이 깨어 죽은 듯이 누워만 있으면 근심걱정 가슴 아픈 일만 생겨난다. 박차고 일어나 운동화 하나 신으면 준비는 끝이다. 길을 나서라. 어디를 가나 부지런하고 정직한 사람은 건강하게 오래 살도록 하나님이 지켜주신다.

종일 핸드폰이나 컴퓨터 앞에만 있으면 전자파가 당신의 몸을 망가뜨린다는 것을 명심해야 한다. 세상은 자신과의 싸움이다. 건강하게 걷는 사람은 언제나 몸과 마음이 가뿐하고 정신력이 뚜렷해 살맛이 난다. 걷고 또 걷자. 돈 드는 일이 아니다. 틈만 나면 무조건 걷고 보자. 걸어야 산다.

건강한 사람만이 누릴 수 있는 건강이 있기에 탤런트 최불암 씨가 한국인의 밥상프로로 전국을 누비는 모습이나, 김영철 씨가 오랫동안 해오다 최근에 씨름선수 이만기 씨가 전국을 누비며 '동네 한 바퀴'로 늠름하게 걷는 건강한 모습은 참 보기에도 좋다.

오래 사는 게 잘 사는 게 아니라 건강하게 오래 살아야 잘 사는 것이다. 다시 말해 오래 살았느냐가 중요한 게 아니라 어떻게 나잇값을 하며 멋있고 건강하게 살았느냐가 더 중요하기 때문이다.

그래서 필자가 이 책의 제목을 『걸을 수 있을 때가 내 인생이다』라고 했다. 이 좋은 세상에 태어나 이승에서 재미나게 정을 남기며 오래 살고 싶다면 당신도 당장 일어나 걸으라고 권한다.

필자는 60대 이전에 사업한답시고 질서 없는 생활을 계속하다가 죽음직전까지 여러차례 겪다 보니 정신이 번쩍 든 이후 만신창이가 된 몸을 재생시키느라 참 고생도 많았다. 그러나 이젠 나이는 숫자에 불과함을 느끼며 살고 있다. 그동안 아내의 뒷바라지가 컸다. 당신도 나와 같은 생각이라면 누워서 있지만 말고 당장 털고 일어나 걸어보시라. 나도 할 수 있다는 의지(意志)와 용기란 참으로 놀라운 기적을 만들어 낸다. 절대 확신한다. 90을 코앞에 둔 필자가 자신 있게 권한다.

걷는 두 발의 운동이야말로 의사가 필요 없는 천연치료제다. 필자는 한동안 몸무게 95kg에서 77kg으로 뱃살도 다 빼고 나니 자연스럽게 고혈압, 당뇨, 고지혈증세가 없어지며 끼고살던 약봉지를 다 치워 버렸다.

병들어 후회 말고 지금 당장 걷기부터 시작하시라. 걷는 것만이 만병통치약이다. 비실비실한 당신의 몸이라도 아직 늦지 않다. 걷다 보면 마음도 안정된다. 늙어서까지 할 수 있는 운동은 걷기뿐이다. 걸으면 자연스럽게 전신근육이 움직이기에 혈액순환이 원활해지고, 인체에서 가장 긴 뇌의 루트를 통해 발끝까지 전달돼 인지기능을 자극시켜준다.

어차피 우리 인생이 나서 죽을 때에도 결국 빈손으로 가지 않던가? 채울 수 없는 욕심 채우려 해 봤자 자기 몸만 상한다. 뭘 더 가지려고 그리 발버둥 치나? 세상 순리 따라 분복대로 살아감이 그게 잘 사는 거다. 결국 뛰어봤자 벼룩, 거기서 거기가 아니던가?

　그런 사실을 꼭 알고 싶으면 화장터에 가 한 줌의 재로 하늘에 흩날리는 모습을 찬찬히 바라보면 다시 살아야겠다는 답을 얻을 것이다. 건강하게 살아있다는 것이 제일 중요하기 때문이다.

　힘든 일이 있었으면 바람결에 흘려보내고, 답답하고 우울할 땐 파란 하늘을 보고 허허 한 번 웃으며 날려 버리자. 내가 시인은 아니어도 작가라는 꼬리표는 붙어 있어 한마디 곁들인다면, 불알 두 쪽 달고나와 어금니 깨물고 발버둥 치며 살아온 날들이 어딘들 성한 데 하나 없지만, 그래도 지나 놓고 보니 그게 그리도 좋았던 날들이다. 내 주위를 아무리 둘러봐도 90% 이상이 다 가고 없어 쓸쓸하다.

　이 좋은 세상에 태어난 것을 하나님께 감사드리며 인생을 살아오며 내가 이제껏 책 10권을 남겨두고 나니 그래도 살아온 보람이 있는 것 같아 한결 마음이 놓인다.

　언제나 나의 애독자분들이 잊을 만하면 전국 곳곳에서 찾아 올 때 참으로 행복하다. 나의 이번 책이 독자님들의 건강에 도움이 된다면 하는 바람이다. 부디 건강하게 만수무강하십시오.

　　　　2022년　12월

　　　　栗原 이형문(李馨汶) 이형문

제 1 부
식생활 편

1) 당신이 먹는 음식이 바로 당신이다

우리 인간은 목숨이 있는 한 나서 죽는 날까지 먹어야 산다. 어떤 음식을 먹느냐에 따라 당신의 명줄이 결정된다. 그래서 식(食)이 곧 명(命)이라 했다. 우리가 먹는 것 가운데는 건강에 아주 좋은 음식이 있고 몸에 해로운 음식이 반드시 있다.

우리 민족은 조상 대대로 쌀을 주식으로 살아온 농경사회였으나 박정희 대통령 때부터 과학과 문화와 산업이 급속도로 발전하는 현대사회를 살아오다 보니 식생활 구조부터가 완전히 바뀌어버렸다.

서양민족의 식단은 육식을 위주로 칼과 포크(fork)로 찌르고 잘라 먹지만, 우리 민족은 조상 대대로 수저만으로 먹으며 살아온 농본주의(農本主義) 백의민족이라서 식생활 자체부터가 정연한 예절과 품격으로 오손도손 모여앉아 차분하게 먹는다.

우선 논밭을 갈아 벼농사나 채소를 주식으로 식생활을 해결했다. 농사천하지대본(農事天下之大本)이란 글씨를 대나무 가지에 펄럭이도록 높게 써 달아둔 모습은 오늘날까지도 이어오고 있다. 모내기가 시작되면 동네 행사로 다 나와 바지를 걷어 올려 횡대로 나란히 서서 못줄에 맞춰 모를 심었다. 어린 시절 필자도 외가(통영 맨데) 할아버지 집에 가서 모심을 때면 논에 따라가 구경했다. 새참 때면 어른들이 피로를 푸는 농주 한 사발을 꿀꺽꿀꺽 숨도 쉬지 않고 마시던 그 모습이 눈에 선하다.

그러나 지금은 이앙기를 이용해 자동으로 모를 심고 벼를 수확하는 세상이다.

당시 우리나라 농사일이 천직인 농부들은 벼가 잘 자라도록 김을 매주고 한창 자랄 때면 벼멸구 같은 것을 잡아주고 벼가 익을 때면 허수아비를 세우거나 소리가 나도록 줄에 깡통을 달아 새를 쫓는 일이 대부분이었다. 필자의 청소년 시절에는 선친께서 여수에서 미곡상, 염업, 유류업(油類業)과 해산물 거래를 하실 당시 농촌에서 멸구를 잡기 위해 경유를 뿌렸다. 장날이면 우리 집 앞은 경유를 사려는 농민들이 장사진을 이루고 정종 병에 경유를 가득 담아 100원을 받던 기억이 새롭다. 가을 추수기엔 마치 동네에 큰 행사로 너나없이 나가 벼 베기를 도왔다. 어제 같았던 그 시절이 벌써 7~80여 년 전, 구세대로 살아남아 한 때를 뒤돌아 본다.

그땐 부모님을 공경하고 어른들을 하늘같이 우러러보며 회초리 맞으면서 성장했고, 형제간의 우애가 돈독했으며 삼강오륜의 효도 정신인 부자유친의 예절을 배우며 오직 선생님과 부모 섬김을 다하였다. 귀한 자식일 수록 매를 맞으며 엄하게 자랐다. 기억을 더듬어 보니 참으로 천진난만하게 성장했다. 그 시절이 너무 그리워지니 웬일일까?

당시에는 하늘에 솜구름 들이 뭉실뭉실 떠 다니고 미세먼지란 이름조차도 몰랐으나 지금 세상은 완전 공해로 찌들고 중국

발황사까지 날아와 하늘이 온통 희뿌옇게 변해 버렸다.

어린 시절에는 천연두가 제일 무서워 한번 앓고 나면 얼굴이 곰보가 된 친구들이 많았으나 지금 세상은 사스다, 메르스다 온갖 병들이 창궐하기 일쑤다. 2019년 10월부터는 중국에서 시작된 코로나19라는 엄청난 질병이 지구 전체로 퍼지며 갖가지 변이 바이러스로까지 확장되어 수천만 명이 죽었다. 이로 인해 2020년 일본 도쿄하계올림픽이 관중 없는 경기로 사상 처음 열리고, 지구상에 비행기 왕래까지도 막힌 채 2022년이 다 넘어가는데도 변이가 옮겨가며 마스크 없이 살아갈 수 없는 말세 같은 세상이 돼 버렸다.

유럽에서는 혹독한 무더위로 섭씨 40도가 넘으며 많은 인명이 폭염과 폭우로 숨지고, 미국 서부지역에서는 기후변화로 회오리바람인 토네이도가 엄습하여 집과 수많은 인명을 앗아가고, 러시아의 푸틴이란 자가 우크라이나를 자기들 땅이라고 전쟁을 일으켜 많은 인명을 살상하고 있으며, 중국에서는 양자강의 엄청난 홍수로 수많은 생명이 죽었다. 한국에서도 2021년 강원도 대형 산불로 이재민이 발생하고 2022년 8월 초 한여름 동안 서울과 충청지역에 집중폭우가 쏟아져 많은 인명피해와 재산을 앗아가더니 9월 추석을 앞두고 힌남노의 엄청난 태풍이 몰아쳐 남부지방 특히 포항제철 등 부산 울산 경주들이 쑥대밭이 됐다.

특히 포항 아파트 반지하에서 어렵게 살아가던 분들이 폭우로 제방이 범람하는 바람에 이를 피하지 못해 목숨을 잃었고, 마트와 시장바닥이 물난리로 큰 손실을 입었다. 이에 윤석열 대통령까지 현장을 찾아 위로했고, 정부도 적극적인 지원에 나섰다. 전국을 강타한 폭우와 산사태로 많은 이들이 집을 잃어, 2020년 들면서부터 지구 전체가 온난화로 몸살을 앓아 마치 세상이 종말이란 말이 실감나는 현실이다.

필자의 어린 시절에는 냉장고도, 세탁기도 없었다. 생각나는 거라고는 서낭당 박수무당 굿이나 절구질, 빨래터, 옹기장수, 엿장수, 새우젓 장수, 맷돌로 콩 갈아먹기, 시골 장터, 탈곡기 타작이 전부였다. 쥐가 집 천장에 오줌을 싸고 밤이면 운동장인 듯 경주를 해 잠을 설치게 해 쥐 잡는 날까지 생겼다. 여름이면 빙과류 아이스케키가 제일 먹고 싶었고, 산에 나무하러 가기 위해 지게 지는 요령도 배웠다.

당시 소달구지가 살아가는 큰 수단이었고, 김장한 김치는 토굴이나 땅속에 묻어 두고, 아낙네들은 냇가 빨래터에서 시어머니 구박에 방망이질로 화풀이하듯 둘러앉아 옷을 빨며 웃음꽃을 피웠던 시절이었다. 그 시절엔 순박하게 이웃들이 사이좋게 담장에 늘어진 호박넝쿨처럼 인심이 넉넉해 밤에 깨워서라도 제사음식도 나눠 먹었다.

지금 세상은 먹는 음식에 구애받지 않고 뭐든지 요리해 먹거나 술자리 모임 등 입맛대로지만, 인체에 유해한 식품 유혹으로 인간이 죽어가고, 논밭에 병충해를 없애기 위해 합성 비료나 살충제 농약 살포로 자연재해가 늘어가고 심하게는 석유 폐기물까지 공중에 살포하는 겁 없는 세상이다.

우리가 일상 먹는 식품 첨가제의 가공 조미료도 화학물질로 만들어 인간이 병들어가고 있다. 그뿐만인가? 일부 화장품에도 합성물질이 많이 들어가 얼굴 피부가 퍼렇게 썩어가도 떡 치듯 바르고 다니거나 여성들이 자신의 본모습을 감추려고 눈까풀 수술에서부터 실리콘 성형수술로 유방을 부풀리거나 뜯어고쳐 나이드니 그 부작용이 나타나 징그럽게 보이는 경우도 있다. 마치 인간이 중금속오염으로 인해 죽어가도 병원이야말로 약 주고 병 주는 꼴이다.

한 예로 필자가 의료보험제도가 시행되기 전인 1967년경 시흥에서 종합병원을 하던 동창을 찾아간 일이 있다. 감기가 심해 이 병원에서 치료를 받고 가려는데 좀 기다렸다 저녁이나 먹자며 음식점에 데려갔다. 저녁을 먹으며 소주(당시는 술 도수가 25~30도) 잔을 권한다. 그래서 좀 전에 주사 맞았는데 무슨 술이냐며 거절했더니 이 친구 말이 "약 주고 병 주는 것이 의사가 아니냐? 괜찮으니 안심하고 먹어둬. 아프면 또 주사 놔주면 될 거 아니야."라는 것이다. 그래서 모처럼 삼겹살에 소주를 마음 놓고 마시고 집에 돌아온 며칠 후 감쪽같이 좋아져 이 친구에게 "네 말대로 정말 약 주고 병 주는 놈이구나?"라고 농담을 했던 기억이 난다. 그런데 이 친구가 10여년 후 심근경색으로 갑자기 세상을 떠났다는 기별에 깜작 놀랐다.

우리나라 선조님들의 지능으로 만든 세계 유일의 발효식품인 고추장 된장 청국장 조선간장과 동치미, 배추김치는 오늘날 세계인들까지도 선호하는 최고급 알칼리성 식탁의 찬거리로 인정받고 있다. 발효식품인 '청국장'에 대하여는 별도로 밝히겠지만, 우리민족은 조상대대로 간장, 된장, 고추장, 김치 등의 발효식품을 먹고 성장한 '발효 체질인생'이었다. 그중에 청국장이 대표적 발효식품이다.

아미노산이 풍부한 토마토는 토하도록 먹어도 좋다고 했으며 식이섬유가 많은 고구마와 감자는 알칼리성 식품이라 비타민 C와 전분이나 철분이 풍부해 변비나 인체에 좋으며, 금빛 나는 양파, 상추, 마늘 등은 인체 활성화로 으뜸이다. 필자는 아침 밥상은 임금님처럼, 낮에는 적당히, 저녁은 소식을 하고 있다.

그래서 음식이란 적게 먹어서는 탈이 없지만, 짜고 맵게 먹거나 포식하면 탈이 나기 마련이다. 과유불급이란 안 먹는 것만 못하다고 해 영어에도 "Too much is as bad as little"이라고 표현하고, 일본말에도 적당히 먹으라고 할 때 "데키도오 다베나사이"라고 표현한다.

병원에서 시한부 판정을 받은 치료 불능의 사람들이 MBN

TV의 '나는 자연인이다'에서 보듯 산에 들어가 맑은 공기와 자연에서 내려오는 생수와 몸에 좋은 칡이나 더덕 산삼 등을 캐 먹으며 새 생명으로 소생되어 살아가는 활기찬 모습을 볼 때마다 자연의 고마움이 그 얼마나 큰 것인가 느낀다.

한마디로 자연은 인간의 스승이며 자유로운 삶을 허락한 곳이다.

합성물질이란 석유 폐기물에서 걸러내 추출한 내용물로 갖가지 분자구조로 변형해 만들어내는 것들로 인간의 생명체인 면역체계를 파괴해 버린다. 그 종류도 다양해 건축자재에서부터 가공식품, 화장품, 생활일용품, 의약품, 플라스틱에 이르기까지 현대생활에서 그 쓰임새를 다 헤아리기 어렵다. 그렇게 살아가는 데 편리한 일용품들이지만, 이로 인한 엄청난 피해로 우리 인간은 독을 먹고 산다 해도 과언이 아니다.

필자가 과거 석유회사에 재직할 당시 원유의 정제과정을 공부한 바에 의하면 원유에도 두 종류가 있는데, 파라핀계 베이스와 나프텐계 베이스다. 파라핀계 베이스는 주로 미국 펜실베이니아 산이고 매연이 적은 편이며 소모성이 많은 편이라 항공유나 고급유가 많고, 나프텐계 베이스는 중동산으로 매연이 많은 편이나 소모성이 적은 편으로 중질유가 많아 값이 저렴하며 석유 폐기물로 다양하게 사용한다.

특히 그런 원유의 찌꺼기로 만든 아스팔트나 별도로 추출한 것들로 인체에 해로운 갖가지 식품이나 플라스틱 용기 등 이나 건축자재 생활용품에 이르기까지 빠질 수 없는 용도에 사용한다.

또 병원들에서 인체의 호흡기에 매우 해로운 가습기 살균제를 사용해 많은 사람이 죽어 가 보상을 요구하며 제조업체를 상대로 송사를 벌이고 있으나 해결의 실마리를 얻지 못하고 아직까지도 얼버무리고 있다.

그 한 예로 과거 1950년경부터 일본에서 기술습득을 해온 조미료 아지노모토는 한국의 미원 회사에서, 라면은 삼양라면에서 최초 제조기술을 도입해 벼락부자가 되자 이후 우후죽순(雨後竹筍)처럼 대기업들에서 공장을 설립해 미풍, 신라면 등 갖가지 종류들을 생산했다. 오늘날 우리나라 인스턴트식품 회사는 세계시장에까지 진출해 돈을 버는 대기업으로 성장했다.

우리나라 젊은이들이 라면이나 햄, 육류를 많이 선호해 비만해지거나 중환자가 많이 생겨난다. 라면에 첨가하는 작은 봉지 수프엔 합성 나트륨인 방부제가 다량 들어 있다. 각종 암의 주요 원인인 아스파탐과 MSG 합성화학물질은 가공한 음료, 희석 소주에도 사용돼 알게 모르게 인간이 죽어가고 있다. 이 엄청난 사실을 대기업들이나 병원들은 알고 있지만, 돈 벌기에 급급해 쉬쉬하고 있을 뿐이다. 실로 이런 수많은 석유 폐기물이 원흉이지만, 이젠 세상에 온통 만연돼 그나마 하루하루를 버티며 살아가는 게 용할 지경이다. 과학 문명의 횡포가 인간을 오늘도 죽이고 있다는 사실에 경악을 감출 수가 없다.

그러나 오늘날 의학의 발달로 수명이 100세 시대라 하지만 통계에 의하면 한국인 실제의 건강수명은 66세이고, 기대수명은 83.5세로 일본에 이어 세계 2위이다. 하지만 생활하는 삶의 질만 높아졌을 뿐, 실지로 완벽하게 건강을 유지하는 노인들의 수는 0.2%에 불과하다고 한다. 그래서 오늘날 우리나라 노인들의 고독사나 자살 사망률이 OECD 가운데 1위라는 놀라운 사실로도 증명된다.

　　그런 사실을 알면서도 제조해 부자가 된 재벌이나 병원들에서는 어쩔 수 없이 감추고 있을 뿐이다. 병자가 많아야 잘 돌아가는 병원도 기업이기 때문이다. 이같이 석유 폐기물로 하여 인간이 죽어가도 현대의학에서는 모든 질병을 구제할 수 있다며 허울 좋은 '빛 좋은 개살구'로 120세까지 무병장수할 수 있다고 감언이설을 늘어놓지만, 현대인들 모두는 죽지 못해 살아간다. 오늘날 '식약청' 마저도 단속의 한계로 공범이 된 꼴이다.

　　왜 우리 인간은 그런 엄청난 진실을 알면서도 감추고 명명백백하게 공개하지 못하고 사는 것일까?

　　세계적인 애플 설립자 스티브 잡스(1955~2011)는 자신을 버린 친부모에게 다시 입양돼 어린 시절을 보내며 컴퓨터광으로 21세기 가상현실의 아이콘으로 세상을 바꾸었다. 그가 짧은 생을 마감하기까지 병상에서 자신의 과거를 회상하며 남긴 마지막 글은 심금을 울린다. '신경 내분비 종양' 인 췌장암으로 눈을 감으며 남긴 '인생을 돌아봅니다'(Quote of the Life)였다.

"나는 사업의 정점에 도달했다. 결과적으로 부(富)라는 것이 내게는 그저 익숙한 삶의 일부분일 뿐, 병석에 누운 지금 죽음 앞에서 그 빛을 잃고 의미도 다 상실했다." 죽어버리면 다 끝이란 뜻이다.

1950년 당시 삼성그룹 이병철 회장이 처음 제일제당 사카린 밀수로 재벌이 돼 오늘이 된 것처럼, 모든 재벌이나 병원이 사람에게 병 주고 약 주는 주범들로 떵떵거리며 돈의 위력으로 인간차별을 하는 세상이지만, 결국 우리 인간은 이들에 끌려 그저 쉬쉬 당하고 살아가야 하는 존재에 불과하다.

2) 노화 종말의 결론적 식생활 이야기들

필자는 90이 코앞에 있지만, 다행히 아직 건강을 유지하고 있다. 결혼한 지가 올해로 60주년이 되었다. 그 시절 부모님의 중매로 중학교에 재직 중이던 아내와 한 달 만에 아내 학교강당에서 식을 올렸다.

필자가 뒤늦게 깨달은 것 하나가 있다. 그것은 인간의 몸이 산성체질과 알칼리성체질이란 두 가지로 구분돼 있다는 걸 알았다. 이 두 가지 중 알칼리성체질로 바꾸는 것부터 시작했다.

본래 우리민족은 농사를 근본으로 살아온 농경민족이었다.

그래서 한국인의 밥상에는 언제나 수저로 쌀밥과 보리밥을 주식으로 하고 찬거리로는 늦가을에 온 집안의 행사로 담가두는 배추김치와 무동치미를 장독이나 땅속에 저장해 두고, 그때그때 발효된 배추감치를 식단에 올려 채식위주와 해조류 그리고 일주일에 한두 번 육류인 단백질을 섭취하는 순수한 알칼리성 식단이었다. 그러나 유럽 등지에서는 육류와 밀가루 빵을 위주로 포크와 칼로 자르고 찔러 짐승 잡듯 먹는 방법부터가 다르다. 반세기가 지난 오늘날 우리나라의 식단이 과연 어떻게 변했을까?

70% 이상이 서양식 산성식품이 유혹하며 우리의 순수한 식단이 망가지고 말았다. 달콤한 설탕류 빵 과자에서부터 달달 기름에 튀겨 나오는 치킨, 햄 등 화학조미료에서부터 라면 빙과류 등 90% 이상이 인체에 해로운 산성식품들이 사람의 입맛을 돋우며 길들이면서 이젠 우리나라 음식도 어린이에서부터 노인들에 이르기까지 산성체질로 80% 이상이 완전히 바뀌고 말았다.

이에 서양식 음식에서 오는 당뇨나 고혈압, 고지혈증 등등 각종 병들이 흔해지고 있다. 이런 해로운 인스턴트식품을 마구잡이로 만들어 돈을 벌고 있는 재벌들. 산성식품을 어렸을 때부터 많이 먹으면 안 된다고 의사들은 권하지만 이젠 어쩔 도리 없이 만연해 버렸다. 그런 가운데 현대의학의 발전으로 MRI나 CT 촬영, 초음파검사, 내시경검사 등등 최첨단 의료시설로 당신의 생명을 얼마든지 연장할 수 있다는 허울 좋은 말들로 100세 시대를 살아간다는 세상으로 변질되었다.

이 시대를 살아가는 우리는 이런 식단에 익숙해지다 보니 몸이 자신도 모르게 산성체질이 되어 뼈마디에서부터 고혈압 당뇨 고지혈증이 80% 이상이다. 심하면 수술하거나 장기간 양약을 복용해 치료하는 차원이라, 이로 인한 국민들 90% 이상이 깊은 중병에 시달리고 있다 해도 과언이 아니다. 한마디로 병원과 제약사만 부자로 만들어주는 꼴이다. 그래서 평균 오십 줄을 넘어서면서부터는 몸 전체가 안 아픈 곳이 없어 건강하다고 자부하는 사람이 과연 몇 %나 될지? 의학계의 양심고백을 듣고 싶다.

필자도 처음에는 95kg까지 몸이 불어나더니 배가 나오기 시작하면서 혈압과 당뇨 고지혈증이 생기면서 여기저기가 아프기 시작하며 몸이 만신창이가 되어 대장암 수술부터 배를 무려 다섯 번이나 개복했고, 두 번 중환자실에 실려 가며 유언까지 남겼던 일이 생각난다.

그런 몸 상태에서 60대 초반부터 정신을 차리며 산성식품을 모조리 배제하고, 걷기운동과 체력단련을 하며 음식조절로 뱃살도 빼고 나니 몸무게가 77kg까지 내려갔다. 심지어는 경기도 고양시 원당에 살 때 숨을 쉴 수가 없어 한밤에 119에 실려 서울 신촌 세브란스병원에서 나흘간이나 정밀 검사하니 췌장

쪽에 대형물혹이 생겨 숨을 쉴 수 없음을 발견해 장장 7시간의 수술을 받고 구사일생으로 살아난 일도 있었다. 70대 초반에는 악성 대장암(3기)으로 대장 17cm를 잘라내고, 아내는 일산 백병원에서 위암3기로 위 70cm를 자르는 대수술을 받았다. 둘 다 암의 후유증에 몇 년을 시달렸으나 산성식품에 해당하는 것부터 철저히 배제하는 일과 그 유혹에서 벗어나야 하는 정신적 의지가 중요했다. 그러면서 채소와 해조류 위주로 식단을 바꾸다 보니 골다공증, 혈압당뇨에서도 점점 해방되며 걷기를 시작하고부터 허리와 다리가 튼튼해졌다. 코미디같은 일화지만, 출판사 최두삼 사장이 필자가 병상에 누워있을 당시 병문안 오면서 소주 사놓은 걸 깜박 잊고 와 미안하다는 농담까지 했던 기억이 난다.

어느 날 서점에서 구입한 책 내용중에 "우리는 매일 독을 마시고 있다."는 구절을 읽고는 필자의 생각이 옳았다는 판단을 하게 됐다. 이 책의 허현회 저자는 신문사에 근무하며, 이후 사람의 생명을 담보로 자신들의 탐욕을 채우는 사회현장을 목격하고 희석 소주 종류에서부터 주류 세계가 숨기려는 진실을 파헤쳐 세상에 알리는 데 전념하다가 현대의학에 대한 폭로로 시작, 철저한 고증을 바탕으로 우리 생활 가까이에 있는 독성물질을 찾아낸 보고서였다. 여자들이 매일 얼굴에 떡치듯 바르고 있는 화장품에서부터 생수, 필수품이 돼 버린 생활용품들이나 우리가 먹는 식생활에 이르기까지 교묘히 숨겨진 독성물질에 대해 탐색하며 진실을 알리는 데 인생을 걸겠다는 의도라고 했다. 이 책을 낸 저자의 대단한 용기였다.

현대과학과 산업은 건강과 식량문제를 해결한다는 허울 아래 인간에게 석유와 석유폐기물을 들어붓고 있다고 썼다. 논과 밭에는 합성비료, 살충제, 제초제 등으로 석유폐기물인 식품첨가제란 이름의 합성물질과 화장품, 실내오염으로 인해 각종 질병에 시달리고 있음에도 불구하고, 오늘날의 현대과학과 의학의 힘만을 소리 높여 외치고 있다는 거짓말 광고가 전부인 세상이라 했다.

합성물질은 물질 특허를 확보하기 위해 석유폐기물에서 추출하는 물질의 분자구조를 변경하거나, 유전자를 조작한 박테리아에서 생산되는 물질이므로 생명체에는 면역체계를 파괴하는 치명적인 독으로 작용한다. 오늘날의 가공식품, 화장품, 건축자재, 생활용품 등에 다량 들어 있는 치명적인 합성물질은 간질, 관절염, 뇌졸중, 심장병, 신부전증, 각종 암 등 만성질병의 고통 속에 인간들이 죽어가도 어디다 호소할 길조차 없는 세상으로 변해버렸다. 그래서 자기 자신을 먼저 알아차리고, 자기 건강을 챙기는 것이 중요하다며, 이미 우리는 매일 엄청난 독을 마시며 먹고살아가고 있다고 썼다.

아토피와 천식, 알레르기 비염, 피부질환, 신부전증, 간부전증, 각종 암 등을 유발하는 합성물질로 만들어진 화장품의 위험을 밝히고 있다. 거기에다 실내공기오염의 주역인 건축자재, 가구, 의류 등의 실체를 파헤치고 있다. 또한, 암의 주요원인으로 밝혀지고 있는 아스파탐과 MSG합성화학물질로 범벅이 된 라면과 햄, 유전자조작식품의 실체를 파헤치며 인간의 오만함으로 인류가 멸종의 위기로 내몰리고 있다고 했다. 거기다가 지구온난화와 대기오염으로 인한 인간의 죽음이 속출해도 이젠 속수무책인 말세 같은 현실의 오늘날 2022년에 들면서 세계가 섭씨 40도가 오르내리는 살인적인 더위와 폭우와 산불과 북극의 해빙으로 바닷물이 불어나 섬들이 사라져가고, 유럽이나 미국, 중국 등 심지어 우리나라에서도 2022년 8월과 9월에 서울과 강원 충청지역에 115년 만에 엄청난 폭우가 쏟아져 이재민이 수백만 명이나 생겨나고 초특급 태풍 힌남노까지 생겨나며 많은 인명피해가 났다. 한마디로 지구 전체가 온통 물난리 불난리로 들끓고 거기다가 변이 코로나 바이러스까지 확산돼 종말 같은 세상에 살고 있다.

이 세상에 태어난 우리 인간들이 행복하게 오래 살고 싶지 않은 사람이 어디 있을까? 누구나 같은 생각일 것이다. 그러므로 노화란 치료할 수 있는 질병이라는 것이다.

건강하게 장수하는 법으론 첫째가 소식하며 절제하는 삶이어야 한다. 더 많이 먹을 수 있지만, 내 식욕을 완전히 충족시키지 않는 습관에 익숙해지라는 것이다. 둘째는 간헐적 단식 또는 주기적 단식을 하라. 셋째는 육식을 줄여라. 사람은 아미노산이 없으면 금방 죽을 것이다. 아미노산은 인체 내 모든 단백질의 기본 구성단위 역할을 하는 유기 화합물이다. 아미노산이 없으면 우리 세포는 생명 활동에 필요한 효소를 만들 수 없다. 육류에는 이 9가지 필수 아미노산이 다 들어있으나 우리 몸에 매우 위험도 따르며, 포만감을 주는 단백질이 동물성 식품 위주일 때 높은 심혈관질환 사망률 및 암 발병률이 높다.

넷째는 운동을 해 활력을 충전하라. 운동을 하면, 피가 순환계를 돌면서 혈관에 쌓인 찌꺼기를 씻어내는 혈액흐름이 개선된다고 한다. 다섯째는 몸을 따뜻하게 유지하라. 몸이 따뜻하면 몸의 호흡 패턴이 바뀌고, 몸에서 가장 큰 기관인 피부로 통하는 혈액 흐름이 달라진다.

이제 혁신의 시대로 접어들며 인간의 노화를 막고 젊어질 수 있는 생체감지기의 시기가 도래했다. 그래서 백신 개발의 새 시대에 접어들며 인간의 병도 맞춤 신체 생산의 꿈이 현실로 다가왔기 때문에 앞으로 33년은 더 살 수 있어 평균수명이 113년이 된다고 한다.

3) 식생활 습관 하나가 삶의 명줄을 쥐고 있다

우리 인간은 먹지 않고는 살아갈 수 없다. 제일 중요한 사실은 우리 인체를 둘로 나눈다면, 산성체질과 알칼리성체질이다. 알칼리성체질로 바꾸는 것이 문제다. 그러려면 산성체질에 관계되는 음식종류는 덜 먹고, 알칼리식품류를 많이 섭취해야만 건강에 가장 좋다는 결론이다.

우리가 먹는 음식이 바로 자신의 체질을 만든다. 그렇기에 산성식품류를 철저히 배제하면 인체 내의 불필요한 것들을 제거할 수 있다. 한 예로 이빨 속에 끼어있는 치석을 제거해야 잇몸이 튼튼하고 이빨이 보존되고, 육류보다 채식 위주로 체질을 개선하면 혈액순환도 좋아지고 피가 맑아지고 혈관도 튼튼해져 건강을 유지할 수 있다. 몸이란 자기가 만들기에 달렸다. 100세 시대라지만, 장수하려면 자신의 몸 관리가 우선이다. 몸 져누워 있으면 누가 위로해 줘도 그때뿐, 내 인생을 대신 살아주지 못하는 것이니만큼 내 몸은 내가 챙겨야 한다.

오늘날에는 여러 가지 일상이 편리하게 돼 있지만, 모든 것이 합성물질이라는 석유 폐기물에서 추출된 각종 일용품이나 먹거리 식자재류나 화장품에 이르기까지 완전히 인간을 죽게 만드는 독성물질이 넘쳐난다. 인간에게 약 주고, 병 주는 세상이다. 거기다 대기오염에 이르기까지 악조건 속에서 날이면 날마다 스트레스가 쌓이는 힘든 날들을 보내다 보니 자신이 병들어가는 모습을 빤히 알면서도 속수무책으로 인내하며 살아가야 하는 세상으로 변했다.

참다 못한 인간들이 쌓이는 화풀이로 술과 담배를 가까이하다 보니 몸까지 망가지는 생활습관이 자신의 삶의 명줄을 더 짧게 만든다는 것을 빤히 알면서도 그 습관을 못 고치고 있다 해도 과언이 아니다. 차라리 대형병원들이 '만원사례' 라고 국민 앞에 설날 엎드려 절해야 하고, 또 한곳 경찰서나 법원 검찰청 감옥소가 송사관계로 장터를 방불케 할 정도라 그곳에도 '만원사례' 라는 플래카드를 걸어놓음 직도 한 세계 유일의 잘살아가는 나라라고 자랑할 만도 하다.

필자가 지나온 날들을 가끔 뒤돌아보며 이 나이가 되도록 살아있음이 기적이 아닌가 자주 반성해본다.

그럴 때마다 스쳐 지나간 사람들 중에 가장 믿었고, 가까웠던 이들에 수없는 사기와 보증으로 오갈 데 없이 바닥에 나앉아야 했을 때마다 세상이 싫어져 한때 마음을 달랠 길 없어 독주로 폭음하며 잊다 보니 몸이 망가지기 시작해 나중에는 술에 중독돼 배를 다섯 번이나 째고, 악성 대장암 3기로 장을 17센티미터나 도려내고, 췌장 쪽에 대형 물혹이 생겨 7시간 수술까지 받고 기적적으로 살아나기도 했다. 이후 담배 술 다 끊고 지금은 새 삶의 정신으로 하나님 신앙생활과 아내의 철저한 뒷바라지로 오늘에 이르렀다.

새벽 산에 다녀오며 맑은 공기와 걷기까지 두 시간여를 마치고 돌아오면 아침 밥이 꿀맛이다. 산행하기 전에 온수 4컵을 꼭 마신다. 낮엔 과일류나 간단한 간식 정도고, 저녁엔 일주일 에 한두 번은 반드시 금식한다. 중요한 것은 이러한 생활습관 이 자신과의 싸움에서 할 수 있다는 마음가짐이 선행돼야 한 다. 그런 의지나 정신을 갖지 않고 몸을 질서 없이 무리할 때 탈이 나기 마련이다.

나이가 많아지면 누구나가 노쇠해지기 마련이다. 사는 날까지 기(氣)가 몸에서 빠져나가지 않도록 하루하루를 감사한 마음으 로 살아가야 한다. 기(氣)가 빠져나가버린 몸은 식물인간이듯 매사에 의욕이 사라져 버린다. 인생이란 자기 자신을 알아가는 과정이다. 그러나 세상을 좀 알만 하면 몸이 망가지며 인생의 종지부를 찍는 사람들을 주위에서 너무 많이 봐왔다.

건강한 몸은 자신이 만드는 것이며 건강한 생각이 마음을 만 든다고 카네기는 말했다. 그래서 인간의 마음과 생각과 몸 세 가지는 하나로 연결돼 있다고 했다.

의학계 발표에 의하면, 인간의 몸은 약 60조 개의 세포로 구 성돼 있는데 그 하나 속에도 수천 개의 원소로 구성돼 있고, 그 원소(元素)속에 수백 수천 개의 분자(分子)로 이루어져 그 분자 속에 다시 수천 개의 원자(原子)가 뭉쳐있고, 한 개의 원자 속 에 소립자(素粒子)가 수천 개의 Quark(퀴크)로 이루어졌다. 그 퀴크는 수를 헤아릴 수 없는 끈으로 이루어져 있다는 게 양자 물리학의 이론이다. 그건 미시세계(微視世界)다, 그래서 기(氣)

는 이 미시세계의 원자가 파동하기 시작해 우주 만물이 움직인다고 한다.

  그러나 인간들의 마음가짐이란 작심 3일이듯 사흘을 넘기지 못해 금방 바뀌고 만다. 질서 없는 생활이 계속되면 몸은 망가지게 마련이다. 결국, 우리가 살아가는 지금의 이 순간이 내 한평생에서 두 번 다시 돌아오질 않기에 이 값지고 귀한 시간을 나중에 하지라고 미루지 말자. 인생은 눈 깜박할 사이에 당신의 주름살이 가득해져 있음을 명심해야 한다. 그런 말이 생각난다. 생각을 바꾸면 인생이 바뀌고, 습관하나를 고치면 운명이 바뀌고, 의지를 바꾸면 팔자가 바뀐다는 것이다. 오래 살았구나? 가 아니라 너무나 짧은 한 찰나임을 느끼며 살아가자.
  내 주위에 그 많고 많았던 사람들, 아! 지금은 어디론지 훌훌 다 떠나버리고 무척이나 보고파져 이 고독을 달랠 길 없다. 그 인연들이 지금은 내 주위에 아련하게 떠오를 뿐, 가시거리가 어디일까?
  짧고도 긴 우리 인생길, 모래알같이 많던 속에서 당신과 함께했던 그 한 시절의 환영(幻影)들로 어른거리는 내 눈빛의 달램은 눈물 자국뿐이다.

4) 알칼리성 음식을 먹자

일상에서 언제나 챙기는 식단의 종류에서 알칼리성 음식이 많다. 혈관이 빨리 노화하는 걸 방지하려면 혈관을 깨끗하게 해 주고 보호해 주는 음식을 먹어야 한다. 의학계 연구 결과에 의하며 아래 9가지 음식을 식생활 중에 먹기만 잘해도 혈관을 깨끗하게 해줘 혈관이 굳어지는 것을 미리 예방해주는 특유의 효능이 있다.

1) 혈관의 응고를 막아주는 '당근'

당근이 많이 함유하고 있는 비타민c 카로틴 비타민ㅌ는 혈관이나 조직을 산화시키는 활성산소의 활동을 막아 깨끗하고 탄력 있게 혈관을 유지해 준다. 아침식전에 사과 반 개와 당근 한 개를 함께 갈아 마시면 된다.

2) 혈액의 길을 열어주는 '생강'

생강의 강한 방향 성분이 혈액 순환을 촉진해 찌꺼기들로 막히고 좁아졌던 혈관을 뚫어주게 된다. 생강차를 마시면 온몸에서 땀이 나며 열이 내려가는 것도 혈액의 이런 작용이 있기 때문이다. 특히 여성에게 좋은 생강의 향이 강한 야채들은 혈소판의 응집을 막아 심근경색이나 뇌경색 등을 예방한다.

3) 계핏가루와 벌꿀에 약간 익힌 생마늘을 갈아 혼합복용하면 몸 안의 독소를 제거하고 암을 예방해 준다. 아침 식전에 반스푼을 이틀에 한 번 정도 복용을 생활화하면 좋다.

4) 고지혈증을 예방하는 '두부와 콩'

두부는 식물성 단백질과 리놀레산이 풍부한 음식이다. 특히 콩에 이소플라본은 암세포의 성장을 억제하고 유해산소를 없애주는 항산화작용을 해 여성의 유방암뿐 아니라 폐암, 부인암, 대장암, 전립선암 등의 발생을 막아주고 감소시킨다는 연구보고가 있다. 그리고 리놀레산은 혈액 안에 들어있는 응어리진 지방을 녹여 고지혈증을 예방하는 영양분으로 막힌 혈관을 뚫는 기능이 뛰어난 식품이다. 고혈압 환자의 경우는 두부를 데치거나 익히지 않고 날것으로 차게 해서 먹어도 좋다.

5) 묵은 피를 걸러내 주는 '부추'와 '상추'

부추는 굳은 피를 내보내고, 새로운 피로 혈관을 채우는 작용을 한다. 부추와 상추에는 유화아릴이라는 자극성분이 있어 에너지 대사와 혈액 순환을 촉진한다. 피를 맑게 하기 위해서는 생체를 샐러드에 곁들여 생으로 먹는 것이 더 효과적이다. 몸에 상추는 금추다.

6) 콜레스테롤을 녹이는 '꽁치, 고등어, 생선회'

불포화지방산은 응고된 콜레스테롤을 녹이고, 혈중 콜레스테롤 농도를 낮추는 탁월한 효능이 있어 심장질환 예방에 그만이다. 조리할 때 구우면 불포화지방산이 많이 유실되므로 조림을 해서 먹어도 좋다. 필자는 선친께서 여수에서 해산물 위탁업을 하실 때 남해안에서 잡히는 싱싱한 회를 많이 먹은 편이다.

7) 혈액의 독소를 빼내는 '미역, 다시마, 김, 멸치, 톳나물, 고구마'

해조류에 많은 요오드는 신진대사를 높이고, 혈액의 독성을 뽑아내는 무기질 식품이다.

각종 인스턴트식품으로 인해 혈액에 녹아든 독성을 해독하므로 인스턴트식품을 많이 먹는 청소년들에 특히 좋다. 요오드는 참기름과 함께 조리하면 흡수율이 더 높아진다.

미역국을 끓이기 전 참기름에 볶아서 조개를 넣어 끓이면 맛과 영양 모두가 풍부해진다.

8) 혈관과 조직의 산화를 막아주는 '검은 깨'

깨에 포함된 항산화물질 중 세사미놀과 세사민은 강력한 항산화작용으로 깨끗한 혈액을 유지하는 데 도움을 준다. 그중에서도 블랙푸드 열풍을 일으키는 검은깨는 콜레스테롤 수치를 떨어뜨리는 데 효과가 있고 가루를 내었다가 선식이나 우유에 타 먹으면 고소함이 더해져 맛과 영양이 훨씬 좋아진다. 검은

깨는 눈 안질 보호에 특효다. 필자는 이 노년에도 돋보기안경이 필요 없다.

9) 활성 산소를 제거해주는 '카레 가루'

카레는 혈액의 지방질을 산화시켜 성인병을 발생시키는 활성 산소를 없애는 데 탁월한 효과를 가진다.

카레에 함유돼 있는 크로프, 터머릭, 코리앤더 등의 성분은 마늘이나 생강처럼 강력한 항산화작용을 하기 때문에 당근이나 감자같이 혈액을 깨끗하게 하는 카레라이스를 만들어 먹으면 효과가 더 좋아진다. 특히 인도인들은 카레 가루 라이스를 주식으로 먹기에 당뇨가 없는 편이다.

10) 스트레스 해소에 좋은 '녹차 가루'

녹차는 카레닌 성분이 활성산소를 제거하고 카페인이 스트레스 해소에 도움을 줘 깨끗한 혈액을 만드는 데 2배로 효과가 좋은 식품이다. 잎은 우려내는 것도 좋지만, 차의 영향을 100% 이용하려면 녹차 가루를 사용하는 것도 좋다. 가루로 타 먹거나 음식에 뿌려 먹으면 좋다. 먹기만 해도 청소해 준다.

11) 검정콩을 식초에 재워뒀다가 식후 바로 한 스푼을 식초와 같이 먹는 것이 좋다.

12) 따뜻한 물에 파인애플을 썰어 넣어 차같이 매일 마시면 암 예방에 특효라는 미국의학회의 발표가 있다.

13)대추와 양파나 칡과 생강을 함께 끓여 차로 마시면 간(肝)을 살리고 동맥경화나 지독한 염증까지 싹 사라지게 만들어 체내 칼륨이 대추에는 많아 만성위염에도 독성을 몸 밖으로 빼내 준다.

세계보건기구(who)가 발표한 식생활 중 불량식품으로는
1) 기름에 튀긴 것 2) 염장식품의 젓갈류 3) 가공식품(소시지, 햄) 4) 빵과 과자 빙과류 5) 탄산음료 6) 설탕에 절인 종류 7) 냉동에 오래도록 넣어 놓은 것들 8) 탄 음식이나 고기류가 있다. 이런 것들은 피하라.

오한진 의학박사는 우리 일상의 식생활이 문제라며 알아둘 것으로는
1) 알리신이 많이 함유된 마늘을 먹어라 2) 루테인 항산화식품이 함유된 시금치가 눈 건강에 좋다 3) 토마토는 리코펜 색소로 심혈관 성분이 많아 전립선에 효과 4) 귀리는 토코트리에놀이 들어 있어 비타민C를 활성화하고 비만을 억제시킴 5) 견과류 호두, 잣, 아몬드 땅콩은 불포화지방산과 세로토닌이 많이 들어 있음 6) 레드와인 술이나 포도 껍질까지도 좋음 7) 브로콜리

는 생으로 먹어도 좋고 삶아 먹어도 좋음 8) 연어나 광어에는 오메가3 불포화지방산이 많이 함유돼 있다. 9) 블루베리는 심혈관질환에 좋은 안토시안 항산화물질이 함유되어 눈 건강에 특효다. 10) 녹차종류는 피를 맑게 해 인체에 다 좋다.

5) 바다 생선과 어패류가 건강엔 좋다

우리나라는 3면이 바다다. 여기에서 잡히는 어종도 다양하다. 그중에서도 남해안의 어종인 생선과 어패류가 서해나 동해에서 잡히는 어종에 비해 값을 더 쳐 준다. 그 이유는 남도에는 도서지방이 많아 그 연안에서 서식하며 청정지역에서 자란 바다생선이나 어패류가 맛과 진가가 특유하기 때문이다.

한 예를 들어보면 남도에서 잡히는 민어와 인천지역에서 잡히는 민어의 서울 노량진시장에서의 경매 값이 배로 차이가 난다. 더 확실하게 놀란 사실은 필자가 과거 무역업을 할 당시 여수에서 활어선(배 밑창에 살려서 싣고 가는)에 남해안 통영 여수에서 잡히는 장어(아나고 혹은 하모)를 직접 싣고 저녁 7시경에 출항 일본 시모노세키 모지항 어판장에 도착해 입항절차를 마친 뒤 뒷날 새벽 바로 경매를 시키면 일본에서 잡은 아나고 값보다 배 이상 받는다. 그만치 한국의 남도지역에서 잡히는 어종을 최고로 알아준다.

과거 일본과 한국 간의 '이승만 라인'이란 경계선을 쳐 둬 일본 배가 침범할 수 없다가 한일국교가 정상화됨과 동시에 경계선을 넘어 일본 어선들이 한때 현대시설과 어구를 갖춘 선단이 떼로 몰려와 바다 밑을 밝게 불을 밝혀 고기를 깊은 바다로 유인 끌고나가 모조리 잡아가자 나중에 침범을 못하게 했으나 지금까지도 가끔 침범하여 남도 생선어종을 몰래 잡아가는 실정이다.

필자가 경남 통영에서 태어나 여수에서 성장해서가 아니라 실지 부산에서 목포에 이르는 남도지역과 제주도 인근에서 잡히는 어종의 맛과 식감을 알아주기 때문이다.

날씨가 풀리는 초봄 부터는 태평양쪽에서 여수와 남해안쪽으로 몰려오는 생선들이 많다. 멸치 떼들이 산란을 위해 몰려오는 시기인 4~5월에 권현망(빠찌망) 배 5척이 1조가 되어 선단을 이룬 경상도 (마산, 진동 통영)어선들이 몰려와 잡는 것을 시작으로, 이후부턴 여수 목포어선선단들도 물때 따라 서해안쪽으로 올라가는 멸치잡이를 한다. 한번은 남해안 깊숙이 현재 광양제철이 생기기 전 남해화학공장 앞바다에서 멸치를 잡아먹으려고 떼를 지어 몰려왔던 민어가 어군탐지기에 나타나 통영 선주 박용진의 권현망그물에 싸여 잡힌 고기가 무려 780여 마리가 된다는 연락을 받고 필자가 그 현장을 직접 갔는데 석양빛에 잡혀 올라온 민어 떼가 무려 대형 50~90cm 정도로 금빛 비늘 색깔에 파닥이며 뿍뿍 소리까지 냈다. 여수 어판장으로 싣고 와 사매업자(사키도리)에 팔았는데 그날 밤 바로 일본 시모노세키 모지 항에 가 경매로 최고가를 받았다는 대박소식이 전해왔다.

필자의 선친께서는 여수에서 해산물위탁상을 하시며 이때 경상도에서 몰려오는 빠찌망 어선 선단들과 유대를 맺고 여수 근해에서 잡히는 멸치를 싣고 오면 우리 집에서 대신 여수 어판장에 가 경매대행역할을 해주고 수수료를 받고, 선단에 필요한 기름, 쌀, 소금 어구 등을 공급해주는 등 큰 사업을 하셨다. 이때 전어 잡이도 한창이라 봄가을에 잡히는 전어 맛에 집 나간 며느리가 못 잊어 돌아온다고 했다. 그러나 2022년에는 기온 상승으로 전어 떼가 자취를 감추고 없어 어가가 폭등했고, 추워져야 김발에 김(해태)생산이 되는데 지구 온난화로 김 생산이 절벽이며, 통영, 여수 강진장흥 해남완도진도 청정지역에서 생산되는 고급어종 양식장들도 비상이 걸린 상태다.

필자의 점포에서는 남도지역에서 겨울한철에 잡히는 대구어종이나 멸치들이 당일 입하되면 업자에게 팔려 나가 기차로나 운반선으로 직송하기 위해 새벽 2시부터 점포 문을 열었다가 5시경이면 끝날 정도로 당시 로터리 근처 중심지역에서 위탁 도매상을 했으며 각 어장에서 말린 멸치를 종류별로 상회로 싣고 오면 필자가 직접 건어물중매상들에게 경매시켰던 경력도 있다. 그 멸치들이 전국업자들에게 송달된다.

당시 넷째 여동생 준희도 서울 정화여상을 졸업한 이후 내려와 경리를 보며 선친의 사업을 도왔고, 필자는 대학을 졸업하고 통영여중고에서 교직생활 7년여를 접고, 선친의 사업을 도우며 야간에는 여수상업고등학교에서 교직생활을 겸직했었다.

그때 당시 사라호 태풍으로 여수지역 해변에 해일이 범람해 많은 피해를 입었는데, 우리 점포에서도 창고에 쌓아 놓았던 소금 수백 가마와 다시마가 침수로 떡이 돼버려 큰 손실을 입었다.

미역이나 다시마는 사람의 피를 맑게 하고 철분이 많아 뼈를 튼튼하게 해 준다. 특히 미역은 산후에 하얀 쌀밥에 조개를 넣고 참기름을 국에 한 방울 넣어 끓여 먹으면 몸 회복에 으뜸이다.

미역은 칼슘 함량이 많고 분유와 맞먹을 정도로 다량의 요오드를 함유하고 있고, 강한 알칼리성 식품으로 산성체질을 중화시키는 아주 효율적인 식품이다. 또한 바위에서 캐는 톳 나물과 다시마(곤피)도 미역과 동일하게 요오드가 많고, 바다의 응담으로 인정받는 전복은 다시마를 먹고 자라서 죽으로 끓여 먹으면 산후조리나 몸이 허약한 사람에게 기운을 차리고 밥맛을 돋워주는 데 일등 공신이다.

특히 이 어패류에 들어있는 칼슘은 골격 관절의 뼈를 튼튼하게 해주며 치아형성을 도와 임산부 산후조리에도 없어서는 안된다. 비만인 사람의 다이어트에도 좋은 식품으로 혈압을 낮추고 변비를 해소하며 콜레스테롤이나 중금속, 농약의 피해를 덜어주는 역할을 담당한다.

또한 개펄에서 잡히는 낙지는 봄 조개나 대합, 가을 낙지라는 말이 있을 정도다. 해삼은 바다의 인삼이고, 낙지는 개펄속의 삼이라 말하듯, 굴(石花) 또한 바다산삼에 비유하기도 한다. 무안 지역 개펄에서 잡히는 세발낙지는 보약 중의 보약이다. 필자가 거주하는 강진만에는 어패류 집산지로 5일 장날이면 파닥거리는 생선이나 문어 그리고 강진만 연안 바위에서 캐는 톳 나물은 일본으로 대부분 수출되는 편이다. 톳 나물은 철분이 풍부하며 피를 맑게 하여 산후조리에나 골다공증에 최고다.

강진만은 20km쯤 육지로 들어와 그 사이로 탐진강이 흐르고 있어 마치 여자 자궁형태이다. 태풍이 와도 약산면 섬들이 가로막고 있어 사철 큰 피해 없는 천연 해안 요새지다.

특히 많이 생산되는 강진만 개펄 꼬막, 바지락조개 장어, 짱뚱어, 낙지, 갑오징어, 굴, 새우와 전어, 꽃게 등 다양한 어패류 특산물의 보고이다. 강진장흥 청정지역에서만 나오는 매생이나 신전면 사초리에서 잡히는 개불과 낙지는 축제로까지 연결되고, 강진 개펄에서 잡히는 낙지의 영양가는 물론 쫄깃쫄깃한 맛이야말로 입안을 살살 녹여주는 어패류다.

다산 정약용선생의 형인 정약전의 저서인 자산어보(玆山魚譜)에서 낙지는 사람의 원기를 돋운다며 예찬했고, 동생 다산선생도 낙지와 아욱국을 무척 즐겼다고 한다. 아욱국은 지금도 정약용 선생이 처음 4년을 머물렀던 유배지 사의재(四宜齋) 주막에서 전통을 이어가고 있고, 병영 설성 쌀 막걸리는 일본에까지 수출해 호평을 받고 있다.

6) 오늘의 건강을 지킬 줄 아는 실천요령

의학계에 의하면 물은 많이 마셔야 한다고 했다. 치매는 물을 잘 마시지 않아 생기는 병 중 하나다.

치매는 나이 먹고 늙어서만이 생기는 병이 아니다. 우리 몸은 면역체가 가동된다. 몸에 물이 부족하면 물이 없어도 살 수 있는 부분부터 공급을 줄여나간다. 이때가 물을 잘 마시지 않는 30대부터이다. 40~50대부터는 더 마시지 않는다. 그럼 우리 몸 중 어디부터가 먼저 늙어갈까? 피부부터다. 피부가 말랐다고 해서 죽지는 않는다. 물 부족으로 피부가 늙어 갈 뿐이다. 육각수 미네랄이 풍부한 물이 최고다. 그래도 물이 부족하면 어디부터를 줄여 나갈까? 장기이다. 이때가 50~60대가 된다.

그래서 이때부터 여기저기 아파지는 곳이 많아진다. 물론 그동안 많이 사용하기도 했지만…. 최종적으로 물이 부족하면 뇌에 물 공급이 잘되지 않아 머리가 아프기 시작하고, 노인이 되면 질환 중에서 뇌 관련 질환이 제일 많다. 그러므로 물 부족은 만병의 근원이 된다.

반대로 물만 잘 마셔도 질병 80%는 스스로 낫는다고 한다. 물만 잘 드시면, 치매예방은 물론 치매자체를 늦출 수 있다. 문제는 나중에 물이 목에 걸려서 마시지 못하는 노인들로 변한다. 사람이 늙어서 죽을 때는 몸에 수분이 거의 빠져나가 양자파동이 없을 때 죽는다.

물을 자주 마시는 습관을 들일 때 건강을 유지할 수 있다. 모든 건강과 질병은 식생활과 평소 생활습관이 90%이며 부모로부터 유전으로 물려받은 질병도 습관으로 고칠 수 있다. 식사 30분 전에 더운물을 마신다. 식사 2시간 30분 후에 물을 마신다. 잠자기 전에 물을 꼭 마신다. 아침에 일어나서 즉시 물을 마신다. 운동하기 전에 꼭 물을 마신다. 하루 최소한 2리터의 물을 마셔라.

온수는 보약 중에 보약이다.

우리가 상온(常溫)의 물만 잘 마셔도 몸은 몰라보게 건강해진다. 체온이 1도 떨어질 때마다 면역력은 30%, 기초 대사력은 12%씩 떨어진다. 냉수는 소화, 혈액순환, 효소의 활성기능을 떨어뜨린다. 또한 냉수는 체내 산화를 촉진시켜 노화를 빠르게 한다. 암세포는 저체온 상황에서 활성화되고 고체온에서는 얼씬도 못한다. 한문에 암(癌)자를 풀어보면 돌집 엄, 얼음 빙, 메 산이다. 찬 것이 가득 쌓인 돌집이란 뜻으로 암은 차가운 곳에서 생겨난다. 냉정한 사람을 말할 때 저 인간은 마음이 너무 차거워 상대하기가 여간 어렵다고 말한다. 결국, 암은 몸이 냉한 곳에서부터 시작된다. 우선 마음을 따뜻하게 해야 한다.

감기증상으로 어떤 때 몸이 불덩이가 되는데 그 이유가 무엇일까? 몸이 스스로 알아서 체온을 높여 몸속에 들어온 병균을 죽이거나 퇴치하여 살리려는 생명의 자생력 때문이다. 몸이 따뜻해지면, 더 이상 지방비축이 필요 없구나 해서 인체가 스스로 판단해 음식을 과다 섭취하지 못하게 하거나 몸속에 지방비축을 스스로 제어한다. 몸이 건강해지려면 일단 가정에서부터 생수나 식수를 냉장고 안에서 밖으로 끌어내도록 하라. 세상 살기 싫으면 냉수를 자주 마셔라.

뜨거운 파인애플 물

베이징 육군 종합병원의 천후이런(陳惠仁) 교수는 다음의 이 소식을 다른 10명에게 전달한다면, 최소한 한 명의 목숨은 구할 것이라고 했다. 뜨거운 파인애플 물은 당신의 평생을 살릴 수 있다. 암세포를 죽인다.

얇게 자른 파인애플 2~3조각을 물에 넣고 뜨거운 물을 부으면 '알칼리성 물'이 되며, 매일 수차례 마시면 항암물질을 분비하는데, 이것은 의학에서 가장 최근에 개발된 효과적인 암치료법이다. 뜨거운 파인애플이 낭종이나 종양을 죽이는 효과가 있어 모든 종류의 암을 고칠 수 있다. 또 그 물은 알레르기의 결과물인 신체의 모든 세균과 독소를 죽일 수 있고, 그 추출물이 들어있는 약의 종류는 단지, 폭력적인 세포들을 파괴할 뿐, 건강한 세포에는 영양을 미치지 않는다. 또 파인애플 주스에 들어있는 아마노산과 폴리페놀은 고혈압을 조절할 수 있어 혈관의 막힘을 방지하고 혈액순환을 좋게 하고 혈전을 줄일 수 있다.

여자에게 보약이 되는 생강차 효능

생강은 단순한 향신료가 아니다. 특히 여자에겐 보약 중의 보약이다.

1) 몸 안에 청소부 해독식품 생강 2) 여성 우울증을 다스리고 3) 여성기능을 건강하게 하고 4) 소화흡수를 돕고 5) 현기증, 어지럼증을 개선하고 6) 심장을 아주 강하게 개선하며 7) 고혈압, 뇌경색 등을 예방하고 8) 강력한 항염증으로 면역력을 높이고 9) 체온을 조절시켜주고 10) 가래, 기침을 잡고, 11) 부작용이 없는 천연 아스피린이며 12) 면역력을 강화시켜주고 13) 몸이 부기를 미리 방지시켜주고 14) 임신 중 입덧을 완화해주고 15) 식중독을 예방해주고 16) 항산화효과로 노화를 방지하고 17) 콜레스테롤을 억제하고 18) 냉증을 잡아 여성 질환을 예방하고 19) 암 예방에도 탁월한 효과가 있다.

꿀과 계피의 엄청난 효과

꿀은 절대 상하지 않는다. 이 지구상에서 상하지 않는 유일한 식품이 벌꿀이다. 피곤할 때 꿀 한 스푼과 계핏가루 반 스푼을 따뜻한 물에 섞어 복용한 노인은 몸이 가뿐하고 민첩하며 유연성이 뛰어나다. 대신 꿀은 절대 끓이거나 전자레인지에 넣지 마라. 그러면 꿀 안에 있는 효소가 파괴돼 버린다. 꿀과 계피를 따뜻한 물에 적당히 혼합해서 자주 마시면 많은 병을 고칠 수 있다.

피곤할 때, 심장병, 관절염, 방광염, 콜레스테롤, 감기, 위통, 면역체계 기타 몸속에 가스가 찰 때 식전에 계핏가루 한 스푼에 꿀 2스푼, 더운물 한 컵을 배합해 3일만 마셔도 웬만한 기침 감기 콧물이 잡힌다. 꿀을 식전에 먹으면 위산분비를 조절해준다. 최근 일본이나 오스트리아의 연구진에 따르면 진전된 위암이나 골수암치유에도 상당한 효과를 보았다고 한다.

기타 노인들의 장수음식 7가지로, 호흡기 면역을 키워주는 고추, 나쁜 지방분을 깨끗하게 하는 수박씨, 뇌기능을 향상시키는 고등어, 치매를 예방하는 달걀노른자. 항암 효과에 탁월한 카레, 노화의 비만을 예방하는 현미, 우엉과 연뿌리는 인체의 면역력을 키우는 영양분의 만병통치 식품이며 해조류 중에 톳나물은 골다공증에 특효이고, 심장병을 막아주는 땅콩을 자주 먹어야 한다.

나이 들어 돌연사로 이어질 수 있는 몸의 이상 징후 8가지

얼마 전까지 멀쩡하던 사람이 갑자기 사망에 이르게 하는 돌연사가 최근에는 젊은이들에게서도 빈번하게 나타나 이에 대한 두려움이 커지고 있다. 특히 심장마비로 인해 찾아오는 경우가 대부분이나 평소 심혈관 질환이 없는 사람에게도 자신이 모르는 사이에 예고 없이 찾아온다. 그렇기 때문에 평소에도 자신의 몸 상태를 잘 체크하는 수밖에 없다. 그래서 필자는 자칫 돌연사로 이어질 수 있는 몸의 이상 징후 8가지를 의학계의 자료를 읽으며 그 예방법을 알려드린다.

1) 땀 증가........별로 덥지도 않고 긴장한 것도 아닌데 아무런 이유 없이 갑자기 땀이 증가하면 체내에 산소가 부족하다는 증거일 수 있다. 그럴 때면 바로 병원으로가 전문의 상담을 받아 볼 것

2) 감기, 독감 증상....... 갑자기 어느 순간부터 몸이 으슬으슬 추워진다거나, 열이 펄펄 나고 기침이 나는 증상은 이를 감기로만 생각지 마시고, 심장마비가 오기 직전의 증상과 매우 유사해 주의해야 한다. 그런 이상 증상이 계속될 때는 바로 큰 병원으로 가봐야 한다.

3) 불면증........실제 심장마비를 겪는 사례들을 모아보면 대부

분 심장마비가 오기 약 한 달 전부터 불면증과 우울증, 불안감, 두근거림 증상이 있었는데 그냥 넘기는 경우가 많으나 바로 병원에 가 확인해야 한다.

4) 현기증과 식은 땀....... 심장이 불규칙하게 뛰는 등 비정상적인 심박 수를 갖는 부정맥이 발생하면 순간적으로 심장기능이 마비되면서 마비증상으로 옮겨질 수도 있기 때문에 이런 부정맥은 현기증을 유발한다고 하니 머리가 어지럽다면 부정맥을 의심해야 하므로 바로 병원을 찾아가야 한다.

5) 근육감소........ 심장의 구조는 근육으로 이루어졌다고 한다. 그래서 근육이 빠지게 되면 자연스럽게 심장기능이 떨어지고 만다. 근육량이 계속 감소하면 산소공급과 혈액순환을 방해해 심장마비로 이어질 수 있으니 조심해야 한다.

6) 호흡곤란........심장이 안 좋아지면 폐도 함께 나빠지게 돼 호흡곤란이 찾아 올 수 있다. 일단 혈액순환이 원활하지 않다는 증거이기도 하니 유의해야 한다.

7) 가슴통증........ 심장을 이루는 근육의 산소와 영양을 공급하는 관상동맥이 막히면 혈액순환이 제대로 이뤄지지 않는다. 그렇게 되면 숨을 쉴 때 가슴이 뻐근하다거나 통증을 느낄

수 있고, 이 외에도 왼팔이나 목 등이 당기는 증상이 동반하면 돌연사의 원인이 되니 주의해야 한다.

8) 피로감의 지속.........특별한 이유가 없는데도 장기간 피로가 계속될 경우 혈압이 낮아져 심장에 큰 무리가 갈 수 있어 이런 피로감이 6개월 이상 지속된다면 심장마비로 이어질 수도 있으니 반드시 병원을 찾아 검사를 받아보는 것이 좋다.

필자가 오랫동안 병치레를 많이 하다 보니 양약보다는 장기적인 치료에는 한약제가 더 도움이 됨을 알았다. 가령 기관지 가래기침이 심할 땐 여주 말린 거나 곰보배추를 끓여 차로 마셔도 효과를 봤고, 오갈피나무나 우수리뿌리나 영지를 차로 끓여 먹어도 관절염치료에 도움이 되는 걸 알았고, 당뇨에는 송담뿌리나, 구기자, 삽주 뿌리, 산 더덕, 둥굴레, 돼지감자, 헛개나무, 겨우살이, 도토리가루, 무말랭이가 혈당조절에 도움이 컸음을 알게 됐다.

7) 물은 인간의 생명수(生命水)다

인간이 살아가는 지구체(地球體)는 크게 구분하여 수(水) 화(火) 풍(風)인 물, 불, 바람의 세 요소가 조화(調和)를 이루고 있다. 기(氣)란 우주 만물을 구성하는 기본요소로 '생명의 근원'이 되듯, 인간의 몸 중에 8만 4000개의 기공(氣孔) 중에 80%가 손과 발바닥에 몰려 있다.

지구상에는 음양오행이 있고, 우주 세계에서는 사대라 한다. 인간의 육신은 36.5도이나 냉하지 않게 온도를 유지하기 위해서는 아침에 일어나 냉수보다 온수로 몸을 따뜻이 보충해주는 것이 옳다.

물은 산소와 더불어 인간의 생존에 필요한 가장 중요한 요소이다. 인간이 산소 없이는 단 몇 분밖에 살지 못하며, 또한 물이 없으면 며칠밖에 살지 못한다. 그러나 음식을 먹지 않아도 90일 정도는 살 수 있으나 물을 못 먹으면 74시간을 넘기지 못하고 혼수상태에 빠지고 만다고 했다.

물이야말로 인간이 생존하는 한 없어서는 안 되는 생명수다. 미국의 브래그 박사는 '물에 대한 충격적인 진실'이라며 『물만 잘 마셔도 오래 산다』라는 표제로 출간까지 했다.

우리나라에서도 옛날부터 '식(食)이 명(命)'이라고 하여 소식이 좋다고 말했으나 현대는 칼로리 중심 때문에 사고방식이 많이 바뀌어 버렸으나 물은 산소와 더불어 인간의 생존에 가장 중요한 요소인 것은 변하지 않았다.

대자연 대지가 심각하게 오염된 현대 세상에서 사람들이 끓인 물이 아닌 살아있는 물, 즉 생수를 많이 마셔야 한다지만, 꼭 그렇지만은 않다. 오늘날 오염된 생명수를 먹어야 한다는 고집은 버려야 하는 이유로 안심하고 마실 수 있는 물이 이젠 없어져 버렸다는 브래그 박사는 주장한다.

　사실 수돗물 자체에 문제가 있다기보다 수도관 자체에 더 큰 문제가 있다. 물이 우리들의 입에까지 오는 도중에 거쳐야 하는 긴 수도관이 녹슬어 여러 유해한 물질이 엉겨 붙어 있기 때문이다. 그래서 인공으로 증류를 만들어 식수로 이용하라는 것이 이 분의 주장이다.

　진정, 물(H2O)로 인하여 인간의 체내에서 발생하는 병의 원인이 무려 80%라는 사실이다.

　우리가 살아가는 이 세상은 공기, 물, 햇빛(비타민D), 음식, 운동이 필수다. 체온은 물에 의해서 조절된다. 물은 피의 92%를 차지하고, 창자액, 위액, 타액, 췌장액은 98%가 물로 이루어져 있다. 수분이 부족하면 사람의 피부는 말라 시들고, 수척하고 노쇠해 보인다. 노인들의 치매의 원인이 물을 적게 마신 데서 온다는 의학계의 발표도 있다. 수분의 부족은 모든 병의 근원이 되고 특히 만성적인 변비를 일으키고, 또 열병이나 더러운 오줌(irritating urine)을 발생시키기도 한다.

　미네랄이 풍부한 생수는 감기나 폐렴, 백일해, 홍역과 같은 바이러스 질환이나 기타 전염병의 예방과 신체로부터 몸의 독소와 염분을 몸 밖으로 배출한다. 따라서 물은 혈액을 좋게 하고, 건강에 가장 좋은 자연 강장제로 신체 세포를 정상상태로 유지하고, 탈수 현상을 방지한다. 인간의 뇌에는 약 150억 개의 세포가 있는데, 이들은 70%가 물로 이루어져 있다고 한다.

비타민 D가 부족하면(야외활동 부족) 혈액 내 칼슘과 인의 농도가 떨어지면서 부갑상선 호르몬의 분비가 촉진되고, 뱃속 무기질을 혈액으로 배출시켜 혈중농도를 유지한다. 이런 현상이 반복되면 뼈가 휘어지는 골연화증이 나타난다. 그리고 눈과 귀와 같은 감각기관, 피부,근육의 건강유지가 무기력하고 우울증이 높아진다.

결론은 가장 좋은 건강 비법으로 물만 잘 마셔도 오래 산다는 것이다.

호수나 강, 우물, 개천에서 도시의 상수도를 거쳐 마시는 데서 얻어지는 무기물의 침전으로부터 벗어나야 한다. 무기광물질은 인체를 오염시키고, 순환 체계의 관을 막히게 하고, 중추적인 생명기관에 해가 된다. 오늘날같이 오염된 세상에서는 증류수만이 순수하기 때문이다. 증류수가 죽은 물이라고 말해서는 안 된다. 물론 물고기들은 증류수 속에서는 살지 못한다. 물고기들은 수초들이 살아야 살 수 있으며, 수초가 살기 위해서는 무기 광물질이 필요하기 때문이다.

빗물은 이상적인 증류수이지만, 오늘날 대기의 공기가 오염되어 있어 자연 증류수가 더럽혀지고 있다. 빗물은 구름으로부터 증류된 물이다. 그러나 오늘날 같은 공해의 시대에는 내리는 빗물조차 오염되어 스트론튬90이라는 치명적인 독도 들어 있다. 뿐만 아니라 공장으로부터 뿜어져 나온 이산화황, 납, 일산화탄소 및 다른 독소가 빗물 속에 함유되어 있다.

8) 물과 소금이 인체건강을 지키는 핵심이다

안국준 씨가 쓴 저서 『물과 소금 어떻게 섭취하면 좋을까』란 책에서 물은 생명의 근원이다. 물이 없으면 인간이 존재할 수가 없듯 생명을 유지하는 데 없어서는 안 될 중요한 필수요소다.

변비를 막으려면 하루에 최소한 물 2리터를 반드시 마셔야 한다. 또한 물을 적게 마실 때 각종 질병이 생기게 되는데 흔한 질병인 고혈압, 당뇨, 비만, 위궤양, 위염, 안구건조증, 결석(신장결석, 요로결석) 관상동맥질환, 콜레스테롤 과다증, 피부건조 및 아토피성 피부병, 변비, 만성소화불량, 두통, 관절염, 신경쇠약, 뇌졸중, 골다공증, 근육무력증, 우울증과 만성피로 증후근, 불면증과 같은 질병들이 염분부족이나 체내의 수분부족으로 인해 발생한다. 그리고 소금에는 다양한 종류가 있다.

정제염은 말 그대로 정제해서 만든 소금이다. 즉 화학적용어로 염화나트륨이 99% 이상인 소금이다. 이런 정제염은 음식이 아니라 사실상 짠맛을 내는 화공약품이다. 이 정제염은 주로 서양 사람들이 섭취하는 소금이다. 우리나라 천일염에는 염화나트륨 성분 외에 다양한 미네랄이 함유되어 있다.

서양 사람들은 육식위주의 식단이기 때문에 소금의 과잉섭취는 상당한 문제를 야기하지만 채식위주의 우리들에게는 천일염이 절대적으로 필요하다. 우리 조상들은 소금으로 양치질을 했다. 치약이며 충치와 풍치, 혓바늘이 돋고 입안 허는 것과 같은 구강질환을 예방, 치료할 수 있는 데는 바로 소금이라 했다. 공교롭게도 필자도 평생 소금으로 칫솔질을 해서인지 이 나이에까지 비교적 이빨이 건강한 편이다.

이상에서처럼 물과 소금이 주는 의미는 크다.

어머니의 자궁 속의 태아는 양수라는 물속에서 영양분을 공급받으며 자라게 된다. 그렇다면 양수란 과연 뭘까? 임신초기에는 양수가 무색이지만, 임신 말기 양수량은 600~800ml정도 된다. 태아의 이 소금물인 양수 속에서 산모로부터 영양분을 공급받으며 성장해 가는 것이다. 양수는 물과 소금이 섞여 있는 것이다. 양수는 생명의 모토이며 없어서는 안 될 중요한 것이다.

신생아는 몸의 80% 이상이 수분으로 이루어져 있으며 인간의 뇌는 85%가 수분이다. 뇌의 85% 수분량에서 단 1%라도 부족하면 우리 몸은 엄청난 고통을 겪게 된다. 물은 생명의 근원이며 자연계에서는 없어서는 안 될 중요한 요소이다. 지구 표면도 70%가 물로 이루어져 있으니 지구는 그야말로 물로 덮여 있는 거대한 구(球)라고 할 수 있다.

이 지구상에 존재하는 어떤 유기체도 물 없이는 살 수 없다는 사실은 물이 절대적인 생명유지의 가장 기본이면서도 중요한 물질이라는 것을 의미한다. 소금을 보자. 사람의 체내에 소화와 흡수는 삼투압에 의해서 이루어지는데 인체 내에서 소금이 바로 삼투압작용을 조절하는 중요한 역할을 한다. 물과 소금은 바로 없어서는 안 될 필수물질이므로 이 필수 물질을 체내에 풍부하게 유지해주면 건강하게 지낼 수 있다는 것이다. 그러므로 물과 소금은 분리할 수 없는 불가분의 관계에 있다. 체내에 물이나 소금이 부족하면, 특별한 이유 없이 피곤해지고, 몸이 나른해지며, 집중력이 떨어지고 오히려 커피나 탄산음료를 마시고 싶은 충동이 생겨난다.

그래서 소금은 강력한 천연 항히스타민제로서 천식을 완화시키는 데 사용할 수 있다. 천식이 심하게 올 때는 물을 3잔 정도 마시게 하고 혀 위에 소금을 올려놓으면 천식이 금방 멈추게 된다.

또, 소금은 신장이 오줌을 통해 배설되는 과도한 산을 씻어내는 데 있어서 핵심적인 역할을 한다. 체내에 염분이 부족할 경우 몸은 점점 산성화되어 간다. 인체의 장기 중에서 심장 암과 십이지장암은 절대 걸리지 않는다. 다른 용어로 염통(鹽桶), 즉 소금 통이란 의미다. 소금을 많이 먹으면 혈압을 높이고, 나트륨성분이 혈관을 수축시킨다는 연구 결과는 있지만, 결정적인 단서는 없다.

여기에서 한의사 이순옥 원장이 밝힌 우리나라 천일염(天日鹽)의 효능에 대해서 밝혀본다.

코로나 백신을 세 번이나 맞아도 다시 걸린다는데 안 걸리는 방법이 있다. 생소한 감마델타 변이코로나가 기승을 부려 어디 마음 놓고 나갈 수도 없다. 이제는 자체방패 면역준비를 해야 할 때이다. 한의사 37년의 경력으로 자신 있게 알려드리니 꼭 참고하시기 바란다.

된장찌개나 국에 포도주 두 숟갈을 타서 저어 드시면 몸속에 강한 방어벽이 형성되고, 어떤 바이러스 균도 다 사라진다. 특히 대상포진 바이러스에 걸리신 분, 고생 말고 위의 방법을 사용해 보라. 끓이는 것이 싫으시면 더 간단한 방법은 날된장을 오이나 양파로 찍어 포도주 반 잔 정도 조금씩 함께 먹으면 예방차원도 되고, 코로나 걸렸을 때도 이 방법으로 쉽게 탈출할 수 있다.

소금을 많이 먹지 말라는 이론은 바로 이 암염과 정제염 꽃소금을 말하는 것이다. 인간의 몸속에 필요한 것은 미네랄이 풍부한 천일염이다. 당연히 미국의 의사들은 소금을 먹지 말라는 이론을 따르고 있다.

그러나 창조주의 섭리에 의하면, 이 천일염(天日鹽)을 먹어야 하는 것이다. 사람의 인체는 70%가 물이다. 그냥 물이 아니라 0.85%의 소금물이다. 그래서 병원에 입원하자마자 꽂아주는 주사가 바로 링거(Sydney Ringer)란 사람이 발견했다 해서 이

름이 붙여진 것이다. 링거 0.9%가 소금물인 것이다. 이 0.9%
의 식염수가 혈관 속으로 바로 들어가면 우선 사람이 깨어나는
것이다.

여기에서 한 가지는 환자에게 소금물을 혈관에 직접 주사하
는 것은 괜찮고, 먹으면 안 되는 근거가 있는가? 없다. 미국에
웰렉이 쓴 책『죽은 의사는 거짓말을 하지 않는다』 내용 속에
소금을 먹었더니 환자들이 약을 끊었다는 임상실험을 설명하
기도 한다.

우리나라 정부의 무지한 관료들은 천일염은 비위생적이므로
천일염농장인 염전을 폐쇄하고 위락시설로 바꾸라고 정부지원
금까지 지불하며 권장하는 무식한 인간들이다. 심지어는 대형
식품업체에서는 천일염을 사용할 수 없다는 법령까지 만들어
시행하는 실정이다. 참으로 개탄치 않을 수 없는 일이다.

소금의 역할은 방부제이다. 인체 속에 염도가 부족하면 썩는
다. 즉 부패한다. 부패하는 현상은 어떤 것인가? 바로 각종 염
증, 아토피, 무좀 등의 세균번식이다. 대부분의 병은 세균성이
다. 의사들의 지시에 의해 모든 국민들은 소금을 먹지 못하고
있다. 그나마 먹는 소금이 천일염이 아니라 맛소금, 꽃소금 등
정제염이다. 그래서 많은 사람들의 몸이 썩어 부패해 가고 있
는 것이다.

요즘은 소아 아토피로부터 시작하여 성인들도 아토피라는 병
으로 말할 수 없는 고통을 당하고 있다. 주변에 아토피로 고통

당하는 사람들을 본 적이 있는가? 심하면 문둥병이라고까지 생각할 정도로 온몸이 흉해지고, 진물이 질질 나는 등 고통을 견디다 못해 성격이 민감해지거나 포악해지는 경우도 생겨난다. 몸속에 염도가 부족하여 사람의 몸이 부패하고 있는 것이다.

필자가 이민 가 살던 피지(FIJI) 나후토카에 영국인이 설탕 제조공장 만든 곳을 직접 견학해 본 적이 있다. 그곳에서 사탕수수 대를 바로 큰 가마솥에 부어 끓인 제조과정을 거친 다음 처음 나오는 것이 누런 설탕이다. 거기서 다시 정제해 미네랄이 없는 흰 설탕이 나온다. 그래서 누런 설탕이 인체에는 더 좋다.

염도가 부족한 사람이 알코올을 마시기 시작하면 몸은 알코올을 느낄 때마다 알코올을 찾게 되지만, 몸은 만족할 수가 없다. 그래서 더 많은 양의 술을 먹어보지만, 주량만 늘 뿐 소용이 없다. 결국 몸은 망가지고 각종 성인병과 수족이 벌벌 떨리는 신체의 마비증상인 수전증까지 오게 된다. 이 알코올 중독자에겐 천일염을 적당히 섭취시키면 신기하게도 알코올 중독에서 벗어나 평정을 되찾게 되는 사례가 보고되고 있다.

각종 질병과 천일염은 밀접한 관계를 갖고 있다. 심지어는 불면증, 우울증, 정신착란증이나 전신의 뼈마디마다 쑤시고 고통스러운 질병인 신경성류머티즘성관절염 환자들이 천일염을 먹은 후 신기하게도 건강상태가 회복되는 현상이 일어난다.

이 모두가 현대인들 누군가가 잘못 전해준 정보에 의해 소금

섭취로 짜게 먹지 못하게 하는 심각한 현실을 말해주는 증거이다. 구약성경에 모든 소제물에 반드시 소금을 치라. 네 하나님의 소금을 네 소제에 빼지 못할지니 네 모든 예물에 소금을 드릴 지니라(레위기2장13절)하셨고, 신약성경에도 너희는 빛과 소금이 되라는 것은 참으로 자연의 이치이며, 영적인 이치이다.

이제 우리는 소금을 먹지 말라는 편견에서 벗어나야만 한다. 더 이상 인간의 병을 책임지지 않는 병원의 지시를 무조건 따를 수 없다. 입원환자에게 나오는 식사를 몇 개월만 먹으면 건강한 사람도 병이 들 수밖에 없이 음식이 싱겁다, 게다가 하얀 쌀밥은 더더욱 환자에게 도움을 주지 못하는 밥상이다.

암세포가 가장 싫어하는 것들, 햇빛과 물과 소금과 섬유소, 비타민C 등이다. 어쩌면 현대인들은 단백질(고기)을 비롯하여 암세포가 좋아하는 것들만 먹는다고 봐야 한다. 그중 천일염과 6각수 물은 아무리 강조해도 지나치지 않는다. 혹자는 소금을 많이 먹으면 짠 것이 아니라 써서 먹을 수 없기 때문이라 한다.

그러나 소금을 많이 먹으면 몸이 물을 달라고 보채기 때문에 이때 물을 마시면 된다. 양질의 미네랄이 듬뿍 든 천일염 물을 마시면 된다. 그래서 우리 몸은 일정한 염도를 유지하게 된다.

생수만 많이 마셔도 사람의 성격이 차분해진다는 연구 실험 발표도 있다.

지구상의 모든 동물 중에 염분을 많이 섭취하는 동물일수록 평균수명이 길다고 한다. 거북이는 300년까지 살고, 사람은 130년까지 살고, 흰수염고래는 100년까지 산다고 한다. 우리나라는 1907년도에 처음으로 천일염을 생산하기 시작하면서 1948년부터는 수명이 48세로 20년이 늘어났으며 이후 3000만 명인 두 배로 늘어났다. 우리 나라에서 생산되는 천일염은 한마디로 불로초다.

　필자는 과거 선친께서 해산물위탁상을 하시던 시절 선친을 대신해서 목포 도초도(김대중 전 대통령 고향) 염전에 직접 가 돛단배에 250가마(한가마 80kg들이)를 싣고 여수 장군도 뒤편 연도 앞바다에서 멸치 염포 장에 공급해준 경험도 있다. 그곳 도초도, 하이도, 비금도에는 물이 빠지면 뱃길이 없어 물이 들 때 입출항을 해야 한다. 인천이나 군산과 목포 등에서 한여름에 주로 천일염을 기차 화차로 싣고 여수역 신항 부두에서 멸치 염포어장으로 직배송된다. 천일염은 우리나라와 일본에서 주로 생산되며 인체에 소화, 해독작용, 살균작용, 삼투압작용, 발암작용, 노폐물제거작용 등 필수식용품이다.

　현대인의 모든 병은 심혈관질환에서 온다. 혈액이 문제라는 것이다. 피가 탁하면, 핏속에까지 오염되고 노폐물이 침전되어 오염물질로 변해 혈액순환이 안 된다. 청량음료가 아닌 순수생수와 천일염을 섭취하면 건강한 혈액, 즉 맑고 깨끗한 피가 되어 당신의 몸을 건강하게 지켜줄 것이다. 나의 몸이 0.85%의 염도를 유지하게 되면 어떤 병균이 내 몸 안에 들어와도 이길 수 있다.

유럽을 여행해보면 생수 값이 엄청 비싸다. 유럽이나 미국 등지에서는 산에서 생산되는 암염을 정제한 것이라서 우리나라 천일염과는 근본적으로 차이가 크다.

우리의 조상은 참으로 세계 으뜸의 천일염으로 발효시킨 '김치'가 아니던가? 겨울이 시작되면 한겨울 동안 먹기 위해 천일염으로 절인 배추 김장김치를 각종 양념과 젓갈류(멸치젓, 새우젓) 고춧가루에 버무려 담그느라 온 가정들이 큰 행사를 치른다. 겨울 동안 먹기 위해 땅속에 묻어두기까지 한다. 이 얼마나 지혜로운 우리 조상들인가? 배추김치나 무나 열무김치는 시원하기보다 보약이다. 실제 무동치미를 겨울 내내 먹어두면 이보다 더 좋은 민간요법이 없다. 여름엔 열무김치를 만들어 시원하고 간편하게 음료수처럼 수시로 마시거나 먹으면 속이 후련해지듯 역시 최고다. 우리나라 고추장과 김장김치야말로 세계 으뜸의 식품임이 지금의 시대에서야 증명되고 있다. 이렇게 만든 배추김치는 1년 내내 밥상의 주인공이 된다. 토굴속이나 땅속에 묻어둔 묵은지는 보약 중의 보약이다. 현대생활에 우리의 천일염이야말로 진정 보약이다. 또한 우리나라에서만 천일염으로 생산하는 '죽염'도 인체에 참 좋은 소금으로 인정받고 있다.

몸에 염증이 많다는 것은 곧 몸이 부패했다는 증거다. 한글로 말하면 곰팡이고, 영어로 말하면 바이러스고 더 쉬운 말로는 살이 썩어들어 가고 있다는 증거다. 왜? 몸에 소금이 부족해서 그런지를 이제 우리는 필자의 글을 깊이 통찰하기 바라며, 천일염이야말로 우리 인체를 지켜주는 주인공임을 명심하자.

9) 오징어에 숨겨진 비밀

오징어에는 예로부터 오중어, 오증어, 오직어 등으로 불려 왔는데 오적어(烏賊魚)에서 유래되었다고 한다.

까마귀오(烏) 도적적(賊) 고기어(魚)가 합쳐서 '까마귀를 잡아먹는 도적 '이라는 의미의 뜻이 숨어 있다.

바로 오징어의 습성에서 유래된 말로 다산 정약용의 형인 정약전이 지은 책『자산어보』라는 수산학에서 그 내용이 나온다. 이 책에서 "오징어가 까마귀들이 즐겨 먹는 성질이 있어서 물 위에 떠서 죽은 체하다가 이것을 보고 달려드는 까마귀를 발로 휘감아서 물속에 들어가 먹는다." 하여 그 이름을 오적어라고 지칭한다고 기술되어 있다. 또한, 현재에도 오적어묵계(烏賊魚墨契)라는 재미있는 한자 숙어가 있다.

이는 오징어 먹물로 글씨를 쓰면 1년 안에 먹물 글자가 증발하여 없어진다는 뜻으로 믿지 못할 약속이나, 지켜지지 않을 약속을 말할 때 사용하는 말이다.

#오징어의 생김새

오징어는 연체동물로 몸길이 30~40cm, 몸은 머리 · 몸통 · 다리 세 부분, 길쭉한 주머니 모양임. 머리 부분에 있는 입 둘레에 10개의 다리가 있는데 그 가운데 긴 두 다리로 먹이를 잡거나, 몸속에 먹물 주머니가 있어 적을 만나면 먹을 뿜고 달아난다.

#오징어의 효능과 성능

겨울철에 오징어는 영양가가 아주 풍부하고 맛도 일품이다. 일명 '총알 오징어'라고도 불리는 10cm 전후 크기가 주를 이루지만, 10~12월경에 가장 많이 잡히는 고기다.

가) 껍질에 타우린 성분이 많이 함유되어 있어 피로에 좋다.

나) 타우린은 콜레스테롤을 낮춘다.

다) 간장의 해독기능을 강화한다.

라) 혈액 중의 콜레스테롤을 감소, 혈압을 정상화하는 데 도움

마) 인슐린 분비의 촉진에 탁월한 효능이 있음

바) (당뇨 예방)EPS, DHA라는 고도의 불포화 지방산이 많이 들어있어 뇌 기능을 증진시켜 학습 및 기억 능력을 향상시키고, 치매 예방에도 효과가 있다.

사) 타우린 성분이 100g당 300~800mg으로 다른 어류에 비해 3배나 높고, 육류보다는 30~60배가 높다.

아) 오징어에는 인체 세포대사에 필수적인 희귀 미네랄 원소인 셀레늄이 다량 함유되어 있는데 셀레늄은 인체 내에 강력한 항산화작용, 암, 성인병 예방 특히 중금속 물질을 체내에서 무력화시키는 작용을 한다.

자) 단백질이 풍부하고 피를 보충해 주며 여성의 빈혈, 무 월경, 폐경기에 동반되는 갱년기장애에 효과

차) 약용으로 특히 주목받는 것은 '해지소'라 불리는 오징어 뼈인데 이것을 삶아서 가루를 낸 것이 지혈 작용에 뛰어날 뿐 아니라 위궤양, 십이지장궤양 등에 효능이 뛰어남.

카) 멀미 예방에도 효과. 오징어는 인산의 함량이 많은 산성식품으로 알칼리성인 채소와 곁들여 먹는 것이 좋으며 위산과다인 사람은 먹지 않는 것이 좋다.

타) 오징어에는 단백질, 칼슘, 인 등이 다량 함유돼 있으며 소화 역시 잘된다. 탄수화물이나 지방은 거의없고, 단백질 함량은 생선, 조개 등 다른 해산물과 비슷하다.

오징어는 다이어트 식품으로는 좋으나, 몸에 해로운 콜레스테롤인 LDL(저밀도 지단백)도 있지만, 소량이며 오징어에 듬뿍 들어있는 타우린 성분이 LDL의 저하작용을 돕는다.

오징어 100g당 평균 573mg의 타우린이 들어있는데 이는 무려 쇠고기의 16배, 우유의 47배나 된다.

타우린은 성인병의 주범인 콜레스테롤을 억제하고, 인슐린 분

비를 촉진시켜 당뇨를 예방하는 효과가 있기 때문에 혈중 콜레
스테롤 수치가 다소 높은 사람이 먹어도 건강에는 무방하다.

10) 청국장과 메밀이 인체에 왜 좋은가

발효식품 청국장은 알칼리식품으로 콩을 발효시킨 우리나라
고유 식단의 으뜸 식품이다.

우리민족은 예로부터 간장, 된장, 고추장 김치가 주식 재료이
나 그중에서도 콩류의 발효식품이야말로 우리 인간에 가장 대
표적 알칼리성 식단의 문화유산임이 자랑스럽다.

필자의 어린 시절에는 어머님들이 가을걷이가 거지반 끝나갈
무렵 청국장을 담근다. 청국장이야말로 현대생활에 다이어트
효과는 물론이고 고혈압, 당뇨, 뇌졸중 예방에 탁월할 뿐만 아
니라 콩의 단백질을 분해하여 아미노산을 만들어 그 소화흡수
율이 일반 콩에 비해 훨씬 높다. 암모니아 가스는 청국장 특유
의 냄새를 만들어 낸다. 주로 3대영양소인 단백질, 지방, 탄수
화물이 골고루 들어 있어 칼슘, 철, 마그네슘을 포함한 미네랄
과 비타민도 풍부하다. 따라서 청국장은 암 예방과 당뇨병에도
특효라는 게 의학계의 발표다.

청국장의 항암효과실험결과가 1996년 한국 식품개발연구진
이 밝혀 청국장에서 유전자를 변화시켜 암을 막는 '항 돌연변이

효과'와 대장암 세포실험에서도 최고 97.4%의 억제 효과를 나타냈다.

청국장 속에는 제니스테인이라는 물질이 풍부하여 특히 여성의 유방암, 결장암, 직장암, 위암, 폐암 등에 효능이 크고, 섬유질이 풍부하여 당의 흡수가 서서히 일어날 수 있도록 도와주며, 전립선 억제제와 레시틴은 췌장의 인슐린분비를 촉진시키므로 당뇨환자들에게 큰 도움을 준다고 한다. 발효된 수수한 구린내 냄새에 취해 국에 밥을 말아 먹는 우리들의 특유한 식단이야말로 참으로 세계인이 놀랄 만하다.

최근에는 혈압 강하식품으로 예로부터 메밀묵이나 특히 북한쪽에서는 메밀국수를 많이 먹었다.

다종교국인 일본에서는 섣달 그믐날에 도깨비를 부르는 이상한 풍습이 있다. 연말연시에 집안대청소를 한 후 잡신을 물리치고 복이 들어오라고 도깨비(호도케사마)에게 제물을 올리며 부자가 되게 해달라고 절을 한다. 이때 도깨비를 부르는 재료로 제일로 쳐 주는 메밀을 소재로한 요리를 많이 올린다.

필자가 무역업을 하던 시절 그런 것도 전혀 모르고 연말 일본 오사카에 머문 적이 있는데 양력으로 1월 15일까지는 일본 전역이 거의 휴일이라 큰 고역을 치른 적이 있다. 비즈니스호텔에 머무는 동안 모조리 문을 닫아버려 밥 먹을 곳이 없어 조선족 집결지인 쓰루하시 덴노지란 곳의 새벽시장에 가 어려움을 면했다. 1980년 당시 오사카(大阪)거류민단 부단장이시던 김갑복 (금형공장) 형님분이 필자와 무척 가까워져 외로움을 면했던 기억을 해 본다.

지방자치제인 일본에서는 전국 어느 곳에나 1년 열두 달 하루도 축제행사(마쓰리제)가 없는 날이 없다. 불교의 종류만도 수천 개이지만 주로 신(神)을 모시는 극성스러운 민족이며 특히 바다에 관계되는 풍어제 등 행사가 가장 많다. 그런 때 필자는 오사카에서 가까운 1시간 거리에 나라켄 쪽 사이다이지란 곳에 자연노천온천이 많아 그곳에가 쉬는 때나 교토(京都)(경주 같은 곳)에서 단체관광을 즐기기도 했다.

북한의 냉면에는 평양식과 함흥식의 있으나 평양냉면은 면발이 부드러운 편이나 함흥냉면은 면발이 질기고 끊기가 쉽지 않고 양념은 맵고 질긴 면발을 가위로 잘라 먹어야 한다.

평양냉면은 메밀에 녹말가루를 섞어 만들기 때문에 질기지 않지만, 함흥냉면은 메밀이 아닌 감자녹말로 만들어서 면발이 질겨 가위로 잘라야 한다. 냉면육수는 원래 닭 머리로 고아야 제맛이 난다고 하는데 그냥 끓여 먹기도 한다. 메밀은 잎이 파랗고, 꽃은 희며 줄기는 붉다. 열매는 까맣고 뿌리는 황색으로 자연 그대로 다섯 가지 색깔이라 하여 오방지영물(五方之靈物)이라 하여 신령(神靈)한 작물로 중국에서는 오미(五味)의 조화로 건강에 이롭고 장수한다고 전하고 있다.

메밀에 들어있는 주요 성분은 단백질, 마그네슘, 섬유질 등의 필수 아미노산이 풍부해 혈액 내의 콜레스테롤 수치를 낮춰주고 숙취에 도움을 준다. 주성분인 루틴은 비타민 p라고 불리며 혈관을 튼튼하게 하여 고혈압 환자에게 도움을 주며 혈압강하 효과로 성인병 예방에 도움을 주는 식품이라 했다.

11) 여성 빈뇨증엔 은행, 골다공증 예방엔 새우가 좋다

필자가 1947년 어린 시절 고모님의 아들 상기형님이 장가가는 날 시오리 길을 가마를 타고 가본 적이 있다. 일꾼들이 중간에 가마를 내려놓고 쉬는 때 밖에 나와 소변을 봤다. 그러나 여자인 경우는 가마를 타기 전에 은행을 몇 알 먹어두거나 가마 속에다 요강을 챙겨둔다고 했다. 가는 길에 소변이 마렵지 않도록 대비해 둔다는 것이다.

은행은 야뇨증이나 빈뇨를 멈추게 해 주는 효과가 있다고 한다. 새색시가 첫날밤에 뒷간에 가고 싶어 곤란하지 않도록 배려한다는 이유다. 그 시절엔 전기가 없던 때라서 필자도 밤이면 할머니의 귀신이야기를 많이 들어 무서워 뒷간 가려면 요강에다 놔 버렸다. 경상도 사투리말로는 화장실을 '통시'라고 했다.

은행은 소변을 맑게 해주고 몸이 차가운 여성의 대하증에나 여성들 빈뇨에 많이 쓴다. 겉껍질을 벗겨 불에 약간 구워 참기름에 담가먹는 방법도 있고, 조청을 발라 먹기도 하지만 간단하게 구워먹는다. 은행이 남자에게는 기관지 천식이나 가래가 끓는 고질적인 기침에 효과를 보나 독성이 있어 하루 5~7알 정도 먹는 것이 건강에 좋다. 현재 독일 바이엘제약회사가 우리나라 은행잎이 특효임을 알고 '진코민'을 추출하여 특허권을 갖고 있는 것으로 알고 있다. 그리고 남성들에 전립선 기능강화에 '마'는 음을 보하여 주고 성기능을 강하게 하여주므로 생으로 시식해도 무방하다고 했다.

새우는 조개류와 마찬가지로 자체에 콜레스테롤이 많으나 혈중 콜레스테롤을 떨어뜨리는 타우린이 풍부하게 들어있어 오히려 고혈압을 비롯해 각종 성인병예방에 효과가 있으며 칼슘이 부족하면 뼈 연골 윤활유 역할로 관절마디의 통증을 방지키 위해 새우를 많이 먹어준다. 최근에는 새우양식이 많아져 값이 저렴하다.

특히 마른 새우인 경우 100g당 칼슘이 2300mg이나 들어있어 멸치와 비교되지 않을 정도로 많은 칼슘이 함유돼 있다. 특히 남자보다는 나이 든 중년 여성분들이나 노인들 골다공증에 새우가 칼슘 보충에 좋다.

특히 여성 노인 분들은 집안에서 빨래 널 때나 골반을 다치는 경우가 많으니 평소 마른새우를 볶아 많이 먹어 둠이 좋다. 한

번 큰 상처로 다시는 회복될 수 없는 길로 들어설 수도 있으니 무리한 운동이나 눈이 많이 오는 한겨울에는 미끄러운 길에 나서지 말아야 한다. 새우는 여성에게 특히 좋은 식품이다.

잠이 부족하거나 잠이 오지 않는 분들의 경우엔 양파와 사과 한 쪽을 함께 갈아 마시면 쉽게 잠이 든다. 양파에는 특유의 매운 성분이 호흡기를 통해 들어가면 신경을 안정시키고, 잠이 오게 하는 작용을 한다. 또 잠이 오지 않을 때 양파를 링 모양으로 썰어 머리맡에 펼쳐 놓기만 해도 좋은 효과를 볼 수 있다.

마늘은 우리나라 사람들이 외국인들에 비해 많이 먹는 편이다. 마늘에는 알리신 성분이 많아 신진대사를 원활하게 해 줄 뿐 아니라 생식샘을 자극해 성호르몬의 분비를 촉진한다는 의학계의 발표가 있다. 또한 콜레스테롤 수치를 낮춰 심장병과 뇌졸중 예방에 효과적이며, 활성산소의 생성을 억제해 노화를 방지한다.

알리신은 페니실린보다 살균력이 더 강해 감기나 식중독, 피부병질환의 치료와 피로해소에 도움이 된다고 했다. 동의보감에서도 헛것이 보일 때 마늘을 먹으면 낫고, 아픈 것을 멎게 하며, 오래 먹으면 피도 맑아진다고 적혀 있다. 단순한 식품이 아니라 먹으면 힘이 솟는 강장제며 치료제다. 선경에서도 마늘을 힘의 원천이라고 여긴다.

12) 산후 여성에게는 흑염소가 최고다

　필자가 악성 대장암 3기 때 김포 뉴 고려병원에서 대장 17cm를 잘라내는 대수술을 받고 그 후유증으로 많은 고통을 겪을 때였다. 퇴원 무렵 아내의 건강이 걱정돼 혹시나 해서 위내시경 검사를 받아본 결과 느닷없이 위암 3기 판정을 받아 김포에서 1시간 거리의 일산 인제백병원 암 전문의의 알선을 받아 수술을 받았는데 무려 위 70%를 도려내는 끔찍한 수술결과에 망연자실했다.

　필자와 둘 다 일시에 큰 수술을 받고 사투하며 항암 결과를 기다리던 중, 천만 다행스럽게 단순 암으로 판정받아 한시름을 놓게 됐으나 아내의 수술상태 후유증이 심해 몸이 축나기 시작하며 음식을 먹을 수 없는 나날의 고통이었다. 우선 아내를 위해 강진 탐진강에서 잡은 잉어 다섯 마리를 처음 건강원에서 한약제와 섞어 먹여봤지만, 토하기 시작하더니 나중엔 죽도 먹기 어려워졌다. 허약한 몸의 회복에 고심하던 중 지인이 여자에겐 흑염소가 제일이라는 말을 듣고 복용을 하고부터 회복하기 시작하면서 함께 집 뒤 산으로 걷기운동을 하루도 거르지 않고 꾸준히 오늘에 이르도록 운동을 계속하다 보니 차츰차츰 둘 다 건강을 회복하게 됐다. 걷기운동은 정신적인 자신과의 싸움이다. 아내는 처음 약 3년 동안 몸이 허약해져 음식을 먹으면 다 토하더니 걷기를 시작하면서부터는 식욕도 돌아오고 건강도 회복됐다.

결과적으로 여자에겐 특히 염소가 자양강장제로도 좋지만, 산후 몸조리나 수술 후 식욕을 돋우어주고 건강을 회복하는 데 염소 이상의 보약이 없음을 실감했다. 염소고기에는 생식에 관련된 비타민인 토코페롤이 아주 많이 들어있어 몸의 원기를 돋워주고, 토코페롤이 모자라면 혈액이 쉽게 응고하여 협심증이나 심근경색, 중풍 등이 오기 쉬워 불임증의 원인이 되기도 한다. 따라서 염소고기에는 다른 육류에 비해 토코페롤이 아주 많이 포함돼 있어 단백질과 무기질이 많은 편이다. 반면에 지방 함량은 낮아서 산후에 몸이 약해진 산모들에겐 아주 좋은 몸보신용이다.

동의보감에서는 염소고기가 속을 덥히고 기력을 증진시키며 통증을 멎게 하기 때문에 임신 중이나 산후 몸조리를 하는 여성들에게 도움이 된다고 했다. 완도군 약산면 일대에서 자란 흑염소는 그 지역에 자생하는 삼지구엽초를 뜯어 먹고 자라 몸에 매우 유익한 약제의 염소로 알려져 있다.

13) 콩나물을 많이 먹자

치매는 혈액이 산성화되고 몸속에 산성 독소가 쌓여서 생기는 병인데, 콩나물은 약알칼리성 식품이므로 산성 독성물질을 몸 밖으로 내보내어 치매를 치료한다. 가벼운 치매는 시원한 콩나물국이나 무친 콩나물을 부지런히 먹어도 효과적이다. 콩나물은 아무리 많이 먹어도 독이 있거나 부작용이 없다.

또한 여성들의 갱년기 장애로 인한 여러 가지 증상에도 콩나물국이 효과가 좋다. 콩나물 뿌리부분에 해독제성분이 제일 많이 들어있다. 그런데 콩나물국을 끓일 때 주부들이 콩나물 대가리와 뿌리를 떼어낸 후 콩나물 반찬과 콩나물국을 끓인다. 해독제 성분이 가장 많은 부분을 없애는 것이다.

콩나물은 장을 튼튼하게 하고, 바르게 하는 작용이 있어서 늘 배가 살살 아프거나 배가 부글부글 끓고 방귀가 많이 나오며 변비와 설사가 반복될 때 좋은 치료제이다.

장 무력증으로 늘 배가 사르르 아프고 하루에 4~5번씩 화장실에 가는 사람들이 콩나물을 부지런히 먹으면 장이 튼튼해진다. 흔히 콩나물을 살짝 아삭아삭하게 삶은 것이 좋다고 알고 있지만 그것은 잘못 알려진 것이다.

가볍게 삶으면 먹기엔 좋겠지만, 효능은 줄어든다. 콩나물은 30분 이상 푹 끓이는 것이 좋다.

콩나물 줄기가 면발보다 더 부드럽고 빨랫줄처럼 축 늘어지게 끓여서 먹어야 한다. 그렇게 해서 먹어야 위와 장이 튼튼해진다. 숙주나물 같은 것은 줄기에 섬유질이 많지 않고 힘이 없으므로 일시적으로 변비를 없애주기는 하지만 근본적인 치료에는 그다지 도움이 되지 않는다.

숙주나물은 소화되면서 뱃속에서 녹아서 물처럼 되어버린다. 숙주나물은 콩나물보다 해독 효과는 더 뛰어나지만, 장을 튼튼하게 하는 효과는 조금 약하다. 그러나 콩나물 생산업자들이 빨리 숙성시키는 인체에 해로운 화학물질을 넣어 만드는 경향이 많아 이에 대한 당국의 철저한 단속이 시급하다.

겨울철이나 이른 봄철에는 바람이 많고 날씨기 건조해 상화(上火)증상이 나타나기 쉽다. 상화는 말 그대로 열이 머리로 올라가는 것이다. 열이 위로 올라가면 목이 마르고 아프거나 안구건조증, 두통, 안면홍조(顔面紅潮), 콧구멍이 건조하고 매운 증상 등이 나타난다.

불은 위로 타오르는 성질이 있고, 열은 위로 올라가는 성질이 있으므로 반드시 아래로 끌어내려야 한다.

위로 올라간 열을 아래로 끌어내리는 데 제일 좋은 음식이 콩나물이다. 이렇게 좋을 수가 없다.

다시 데워 먹으면 안 되는 음식 5가지

냉장고에 넣어두었던 음식을 먹으면 전자레인지 등에 다시 데워야 한다. 하지만 다시 데웠을 때 건강에 해로운 물질이 쏟아지는 식품들이 있다.

1) 시금치, 셀러리, 비트는 열을 가하면 이런 체소들에 들어있는 질산염이 독소로 바뀔 수 있으며 특히 두 번째 데울 때는

발암물질이 나올 수 있다.

2) 버섯~일반적으로 버섯을 손질한 뒤 바로 다 먹는 게 좋다. 버섯은 자르는 순간부터 단백질이 약화된다.

3) 달걀~삶거나 스크램블로 만든 달걀을 다시 데우면 독소가 발생할 수 있다. 이런 독소는 소화기계통에 나쁜 영향을 줄 수 있다.

4) 감자~감자를 보관하는 곳의 온도가 너무 높으면 보툴리눔 식중독을 일으키는 희귀한 세균을 발생시킬 수 있다. 이 균은 전자레인지에 잠깐 돌려서는 죽지 않는다. 이런 문제를 피하려면 감자를 즉시 냉장고에 보관하라.

5) 닭고기~ 냉장고에 보관돼 있던 찬 닭고기를 다시 데우면 단백질 구성요소에 변화가 생긴다. 이렇게 되면, 소화기질환이 발생할 수 있다. 닭고기를 다시 데워서 먹으면 철저하게 요리를 하고 안쪽까지 아주 뜨겁게 데워야 한다. #이상은 인터넷의학 서적에서 얻어낸 자료임을 밝혀둔다.

14) 노화를 방지하는 매실, 배, 가지, 자색고구마, 대추

매실 속에는 특히 피토케미컬이 많이 들어있는 대표적인 과일로 일종의 갑옷 역할같이 사람이 섭취하면 인체의 면역체계를 강화시키는 자연천연백신이다. 동의보감에 매실은 열을 내리고 식중독을 예방하며 해독작용과 종기나 설사에 도움을 준다고 기록돼 있다.

일본인이 즐겨먹는 도시락 속에는 언제나 새콤한 우메보시(매실)장아찌가 들어있다. 이는 음식이 상하는 것을 미리 예방해준다고 해서다. 매실에는 구연산이 다량 함유되어 있어 항산화작용을 통해 몸속에 각종 노폐물을 제거해준다. 또한 매실에는 적은 유기산과 폴리페놀 성분은 체내에서 좋은 효능을 발휘한다.

또한 매실은 사람의 피로회복에도 뛰어난 효과가 있어 매실차로 마시면 체중도 줄어들고 관절염질환도 예방한다고 한다. 유기산 성분이 풍부한 매실은 생선요리나 육류요리에 적합하여 넣으면 비린내를 연하게 하고, 살균작용도 하며, 음식의 부패를 늦춘다고 한다. 매실은 비타민, 무기질, 유기산의 보고다.

우리나라에 광양만에는 매실단지가 있어 초봄이면 매실 꽃이 피어 장관을 이룬다.

우리나라에서 생산되는 배는 참으로 호평 받는 과일 중의 하나다. 기후조건으로 우리나라에서 생산되는 배의 맛은 세계 어느 나라 배보다 달고 크고 맛있어 최근에는 외국으로 많이 수출된다고 한다.

필자가 이민 갔던 적도구역 FIJI나 필리핀 등 사철 여름뿐인 동남아 등지에서는 이상스럽게 배가 성장하지 못해 씨알이 잘고 맛이 덜하다. 그러나 우리나라에서 자란 배는 사철 삼한사온을 거치는 계절이 뚜렷해서인지 씨알이 굵고 맛이 달고 사각사각 식감도 좋고 감기나 약용에도 아주 좋은 과일로 인정받고 있다.

특히 기관지천식을 완화시켜주고, 항체를 증가시켜 면역력을 키워주고, 고혈압환자나 음식을 짜게 먹는 사람에게 좋다. 배에는 칼륨도 많이 들어 있다. 배를 자주 먹으면 체내의 소금기를 조절시켜 혈압을 정상으로 유지시켜준다. 또한 발암물질을 배출시키고, 장운동을 활발하게 촉진시켜 준다고 한다. 평소에 설사로 고생하는 사람은 즙을 내서 따뜻하게 해 마시면 좋다. 배의 당지수는 33으로 사과, 포도, 바나나 등에 비해 낮지만 채소에 비하면 높다. 당뇨환자의 경우는 하루 한 조각 정도가 적당하다고 한다. 우리나라 전남의 나주 배는 크기와 당도가 높고 맛이 일품이다.

특유의 짙은 보라색 가지에는 암, 동맥경화, 노안, 고혈압, 시력저하, 야맹증 예방과 간 기능보호, 항산화, 노화방지 효과가 커 특히 칼륨이 많아 이뇨작용을 돕고, 부기를 억제해 노인들에게 좋은 식재료다.

몸 안에 들어가면 체내 지방질을 흡수하고, 혈관 내 노폐물을 배설시키는 효과가 있다. 가지의 영양소는100g당 19kcal, 칼륨이 210mg, 식이섬유가 1.9g 정도 들어 있다. 한방에서는 성질이 차가워 한여름 더위를 시켜준다고 한다. 특히 가지에 보라색 껍질에 항암효과가 큰 성분이 들어있어 무쳐먹거나 쪄서 먹으면 좋다. 중국인들은 가지나물을 자라에 버금가는 최고의 요리식재료로 쓴다.

고구마 중에서도 자색 고구마는 장수식품으로 인정받아 일본인들은 오키나와 장수촌의 특산물인 자색고구마 생산을 장려한다. 미군기지가 있는 오키나와에는 미군들이 피자 등 패스트푸드를 즐기는 관계로 주민들이 서구화되어 자색고구마를 많이 먹는데, 자색고구마 속에는 다른 일반 고구마보다 4~7배의 항산화 물질이 들어 있어 간 기능 장애를 완화 개선시킨다고 하며 안토시아닌이라는 물질이 많이 포함돼 있어 고혈압발생을 억제한다고 한다. 또한 자색 고구마는 혈관을 깨끗하게 하며, 당뇨병 환자가 밥을 먹은 후 혈당 수치 134였으나 고구마를 먹고 나서 혈당측정 수치는 107이었다.

고구마를 먹는 방법으로 껍질은 물론이고, 줄기와 잎까지 함께 먹는 것이 더 효과가 좋다는 것이다. 고구마의 항산화성분인 폴리페놀 화합물은 수용성이기 때문에 튀겨서 먹기보다는 쪄서 먹는 게 좋다. 너무 많이 먹으면 오히려 혈당조절 효과를 감소시킨다. 중년기 나이에는 천연 혈압 관리제이자 당뇨조절약이 될 수 있다. 고혈압 진단을 받은 사람이 자색고구마 즙을 마셨더니 수축기 혈압이 낮아졌다고 한다. 자색 고구마 속에는 안토시아닌이라는 물질이 많이 포함돼 있기 때문이라고 했다.

대추는 찰밥에 부족한 철분과 칼슘, 섬유질을 자연스럽게 보충할 수 있는 식품으로 약방의 감초이듯 대추도 안 들어가는 곳이 없다. 약밥의 주재료는 찹쌀과 대추다. 찹쌀은 녹말 외에 질이 좋은 단백질이 들어있지만, 지방이 적고 칼슘과 철분, 섬유질이 거의 없다. 이러한 결점을 보완해줄 수 있는 성분이 바로 대추다. 대추는 완하 강장제로 몸에 열을 내리고 변을 묽게 하여 변비를 없애며 기침을 멎게 하는 효과도 있다. 또한 쇠약해진 내장을 회복시켜주고 대추를 달인 물은 부부화합 묘약이라고도 말할 만큼 효과가 커 원기를 돋우어주는 해독제다. 생강과 대추를 함께 넣어 끓여 먹어도 좋다.

15) 토마토의 신비와 혈압조절을 돕는 음식 7가지

토마토를 순수한 우리말로는 '일년감'이라 부르고, 한자로는 남만시(南蠻柿)라 하는데 토마토는 세계 10대 건강음식 중 하나로 매우 건강에 좋은 채소다. 그래서 "토마토가 빨갛게 익으면 의사의 얼굴 낯빛이 파랗게 된다."라는 속담도 있다.

그만큼 토마토는 정력제라 건강에 제일이다. 토마토가 익는 계절이 오면 의사들은 환자가 없어 휴가를 간다는 유머도 있다. 그만큼 토마토야말로 만병통치 식품으로 먹기만 해도 모든 질병을 예방 치료한다고 한다. 토마토에는 다른 과일에 비해 저당도 저칼로리 식품으로 당분의 질량이 3% 정도밖에 되지 않는다.

그래서 웬만큼 많이 먹어도 살이 찌거나 과도한 영양분이 넘쳐나지 않고, 풍부한 섬유질을 포함하고 있어 몸속 노폐물의 빠른 배설을 도와주고 있다. 또한, 남자들의 생식기능을 현저히 높여주는데 토마토가 최고라는 연구결과가 최근 영국의 데일리 메일 인터넷 판에 실리고, 미국 클리블랜드 클리닉 생식의학 센터의 아쇼크 아가 왈 박사는 토마토에 붉은색을 띠게 하는 성분인 리코펜이 정자의 수를 최고 70%까지 증가시킨다고 밝히고 있을 정도다.

한마디로 토마토를 많이 먹으면 남자의 성욕 70%가 되살아난다는 연구결과로 '붉은 비아그라' 라고까지 했다. 그러니 고개 숙인 남자들에겐 정말 희소식이 아닐 수 없다. 옛날부터 리코펜은 정액의 주요성분을 만들고, 정자를 활성화시키는 기관인 전립선 질환을 예방하고 증진시켜 남자들의 왕성한 정력을 돕는다는 연구결과다.

토마토는 그냥 먹어도 영양가가 풍부하지만 찌거나 익혀먹으면 심장을 튼튼하게 하고, 암과 싸우는 능력을 증가시켜 암 예방 및 치료에 탁월하며 토마토에 열을 가할 경우 비타민C는 감소하지만 유익한 화합물인 피토케미컬의 일종인 리코펜(토마토나 다른 과일을 붉게 만드는 데 관여하는 카로티노이드 색소)이 증가하여 암이나 심장질환을 줄이고, 노화방지에 특히 탁월하다고 알려져 있다.

특히, 여자들은 토마토를 익혀먹으면, 노화방지는 물론 늙지 않고 언제나 싱싱한 젊음을 유지할 수 있다하니 꼭 익혀서 드시기 바란다.

토마토의 효능으로는 각종 암의 항암효과가 뛰어나고, 동맥경화를 막아주며, 혈압을 낮춰주고 부종을 없애며 당뇨병을 예방하고, 소화를 돕고 피로를 풀어주며, 정자수가 늘어나 정력이 증진된다.

토마토에는 수분 92.0%, 단백질 2.0%, 탄수화물 4.6g, 칼슘 4mg, 인 70mg, 비타민A, C 21mg이 들어 있다. 아무튼 토마토는 단맛은 별로지만 '신의 음식'이라 할 수 있는 유익한 과일이 아니라 채소임에는 틀림이 없다.

특히 남자의 하체가 부실해 고개 숙인 분들과 나이든 분들 늙지 않는 활달한 몸매와 예뻐지려는 여성들은 먹기 싫어도 신비한 토마토 많이 드시고 탱탱한 젊음 유지하시길 바란다.

　# 이상의 자료는 송완순 유송 이태희 박사님께서 인터넷메일로
　　보내온 글임

　# 혈압조절을 돕는 음식 7가지

나이가 들면 혈관이 두꺼워지고 굳어져서 혈압이 높아질 수 있다. 고혈압을 조절하지 못하면 심장병(협심증, 심근경색) 뇌졸중(뇌경색, 뇌출혈) 등 혈관질환으로 진행될 위험이 높다. 음식선택과 운동을 병행해야 혈압을 관리할 수 있다. 몸속에서 짠 성분(나트륨)을 배출하는 칼륨이 많은 음식을 먹으면 고혈압예방 관리에 도움을 받을 수 있다. 단 신장병 환자는 칼륨이 많은 채소 등을 먹을 때 조심해야 한다.

1) 방울토마토

몸속에 나트륨을 배출하는 칼륨이 풍부해 혈압조절을 돕고 궁극적으로 심장병, 뇌졸중예방에 효과를 낸다. 당지수가 낮은 편이라 혈당조절에도 좋아 당뇨 환자가 즐기는 음식 중의 하나다.

쇠가 녹슬듯 몸의 산화를 막아 전립선암 등 암 예방에도 도움을 준다. 특히 항산화물질인 리코펜이 많아 각종 암과 심혈관 질환의 발병률을 낮추는 데 기여한다.

2) 시금치

시금치는 100g당 502mg의 칼륨을 갖고 있다. 고혈압을 예방조절하고 몸속의 노폐물배출을 원활하게 한다. 또 채소 중 가장 많은 100g당 2876ug의 베타카로틴이 들어 있어 몸속의 나쁜 활성산소를 제거하고, 각종 암과 피부병 예방에 도움을 준다. 눈을 보호하는 항산화성분인 루테인, 제악산틴도 많이 들어 있다. 단 시금치를 조리할 때는 뚜껑을 열고 살짝 데쳐 비타민C의 파괴를 최소화해야 한다. 혈압조절을 위해 짜지 않게 먹어야 한다.

3) 표고버섯

표고버섯에는 에르고스테롤 성분이 풍부해 혈중 콜레스테롤 농도를 낮추고 혈압을 조절하는 데 도움을 준다. 특히 피로를 덜어주는 비타민B1,B2의 함유량은 일반 채소의 2배나 된다. 표고버섯에 많은 렌티난 성분은 면역력증진 및 암세포의 증식을 억제하는 의약품개발에 활용할 정도로 건강효과가 뛰어나다.

4) 상추

일반 채소에 비해 수분(약 90%)이 많고 칼슘, 비타민 등이 풍부하다. 칼륨, 철분이 많아 혈액의 양을 늘리고 맑게 해주는 효과를 낸다. 고기를 먹을 때 상추와 깻잎을 곁들이면 몸속에서 발암물질을 줄이는 데 좋다. 상추줄기에 있는 우윳빛 유액에는 락투카륨 성분이 많아 신경안정 작용을 해 숙면에 도움을 준다.

5) 고구마

칼륨을 비롯해 비타민A,B,C가 풍부하고, 비타민C는 조리할 때 열을 가해도 70~80%나 남아 있다. 풍부한 칼륨은 혈압을 내리고, 스트레스를 줄이며 피로를 막는 작용을 한다. 베타카로틴 성분은 암세포 파괴와 발암물질 제거에도 효과를 낸다. 식이 섬유가 많고, 생고구마를 자를 때 나오는 유백색 액체인 알라핀 성분은 변비와 대장암 예방에 도움을 준다.

6) 감자

감자에 많이 든 칼륨은 나트륨 배출을 도와 고혈압환자의 혈압조절에 도움을 준다. 감자의 비타민C는 스트레스로 인한 피로를 더는 데 좋다. 조리 시 대부분 파괴되는 다른 채소 과일의 비타민C와 달리, 감자의 비타민C는 익혀도 쉽게 파괴되지 않는 장점이 있다. 식이섬유의 일종인 펙틴은 장의 운동을 도와 변비에 효과를 낸다.

7) 브로콜리

브로콜리에는 혈압조절에 좋은 칼륨이 100g당 307mg이 들어 있다. 칼륨은 혈압을 낮추고 심장을 보호하는 데 도움을 준다. 브로콜리의 열량은 100g당 28kcal로 대표적인 저칼로리, 저지방 식품이다. 조금만 먹어도 포만감을 주며 식이섬유도 많아 변비와 대장암 예방을 돕는다. 브로콜리 100g에 비타민C가 98mg 들어있는데, 이는 레몬보다 2배가량 많은 양이다. 브로콜리 두세 송이면 하루에 필요한 비타민C를 모두 섭취할 수 있다.

8) 아스파라거스는 건강효능 채소의 왕

혈액순환, 숙취해소, 당뇨개선, 황산화, 시력보호, 정력제, 변비해소, 피부개선을 하며 양파의 25배와 혈당을 잡는 건강효능인 귀족채소로 4~6월이 제철이며, 독특한 모양과 색깔로 식감을 자극하며 입맛을 살려주는 아미노산의 일종인 아스파라긴을 처음 발견한 채소라는 의미에서 붙여진 이름이라했다. 따라서 혈관 염증을 없애고 혈당관리에 도움을 주는 "글루타치온" 성분이 함류되어 있다.

16) 뼈를 튼튼하게 해주는 멸치

멸치라고 하면 가장 먼저 떠오르는 것이 칼슘(Ca)이다. 배에서 염포로 바로 삶은 멸치를 따까리(뚜껑)에 담아 해변의 바람과 햇볕을 받으며 말리면, 말 그대로 버릴 게 하나도 없는 순수한 영양덩어리이다. 머리 떼고 똥 빼고 먹어서는 안 된다. 모두를 먹어야 한다. 그 이유는 칼슘 없는 단백질만 섭취하는 거나 다름없기 때문이다.

멸치란 척추동물로 작지만, 멸치 속에는 칼슘뿐만 아니라 칼슘보다 더 중요한 건강 요소를 함유하고 있는 똥(내장)이다. 멸치의 항문은 꼬리부분에 붙어 있다. 이것은 장(腸)이 길다는 뜻인데 바다 맨 밑바닥 플랑크톤만을 먹고 성장한다. 멸치를 요리할 때, 통째로 넣으면 좀 쌉쌀하지만 그러나 쓴 것이어도 버리지 말고 먹는 것이 좋다. 특히 푸린(purine)체를 다량 함유하고 있어 고요산혈증(통풍) 환자나, 통풍 우려가 있는 사람도 멸치전체를 먹는 것이 좋다. 치매예방에 멸치 똥(내장)이 그 위력을 발휘한다.

최근에는 멸치를 태양에 건조시키지 않고 실내에서 열풍으로 말린 제품이 대부분이라 칼슘만 있고, 비타민 D가 없어 좀 아쉽다. 옛날 해변에서 직사광선으로 말린 거라야 비타민D가 풍부해 영양덩어리다.

여수에서 당시 권현망업자들이 잡은 멸치를 태양에 말린 1kg씩을 종류에 따라 포대에 담은 멸치 종류를 저의 집에 싣고 오면 아침마다 필자의 집(경남상회)에서 건어물 중매업자들이 20~30명이 모인자리에서 직접 경매를 했다. 그 수량이 많을 땐 한 포(1kg)로 300~500관 정도 일주일에 두 번 정도 경매한다. 중매업자들이 사간 멸치는 전국에 배송하고 필자는 오후에 그 경매한 집들에 가 수금을 했다.

필자가 지금 생각해 보니 그때 당시 언제나 밥상에는 멸치가 있었고, 싱싱한 회 종류와 해조류로는 다시마, 미역, 톳나물, 돌파래, 돌김, 청각무침 등을 찬거리 주식으로 많이 먹은 탓인지 오늘에 이르도록 뼈아픈 곳이 없는 이유가 아마도 젊을 때 해조류나 멸치영향이 컸던 것이 아니었나 생각한다.

멸치에는 칼슘, 인, 단백질이 풍부하여 성장기 어린이뿐 아니라 성인들 골다공증예방에도 특효다.

그리고 멸치에 함유돼 있는 타우린이 콜레스테롤 수치를 낮춰주고, 혈압을 정상적으로 지켜줘서 혈액순환에 아주 좋다는 발표다. 또한, 멸치에 함유된 오메가3, DHA가 두뇌발달에 좋은 영향을 미친다고 하며 뇌세포의 활성화를 도와줘서 기억력 향상에도 도움이 된다고 했다. 또한 멸치에 함유돼 있는 나이신이 항암 작용을 하는 좋은 효능을 한다고 했다.

17) 아침 더운 물이 건강에 제일인 이유

아침에 일어나 더운물 마시는 습관을 계속했는데 두통 현기증이 사라졌다.
아침 더운물이 몸에 좋은 약이다. 50대 주부가 위장병으로 고통중일 때 가스명수나 일본에서 구입했다는 카비정이란 약을 복용했으나 더운물을 아침에 마시기를 계속했더니 당뇨약도 끊었다고 한다.

일본 의사 그룹은 따뜻한 물이 건강문제를 해결하는 데 100% 효과적이라는 것을 확신했다.

참고로 더운물의 음용방법을 반드시 지켜주기 바란다.

뱃속이 비었을 때 아침 일찍 일어나서 따뜻한 물 4잔을 마셔라. 처음에는 4잔의 물을 마시기가 힘들 수가 있어도 천천히 적응이 될 것이다.

더운물 마신 이후 45분 동안은 아무것도 먹지 말 것.

따뜻한 물 요법은 아래와 같은 적당한 기간 내에 당신의 건강 문제를 진정 해결할 수 있다.

30일 후 당뇨병, 30일 후 혈압, 10일 만에 위장문제, 9개월 내에 모든 유형의 암, 6개월 내에 정맥차단, 10일 후 식사 부진 해소, 10일 후 자궁 및 관련 질환, 10일 이내에 코, 귀 및 인후 문제, 15일 만에 여성문제, 30일 후 두통, 편두통, 4개월 내에 콜레스테롤 수치정상, 간질과 마비가 9개월 만에 지속적으로 개선, 4개월 만에 천식 개선

차가운 물은 심장의 4정맥을 닫아 심장마비를 일으킨다.

차가운 음료가 심장발작을 일으킨다. 그것은 지방을 간으로 붙이게 만든다. 간 이식을 기다리는 대분의 사람들은 냉수를 마신 희생자들이다.

찬물은 위벽에 영향을 준다. 그것은 대장에 영향을 미치고 암에 영향을 미친다.

두 번째로 변비를 막으려면 하루 물 2리터를 마셔라.

소화기 마지막 단계인 대장의 대표적 노화현상은 변비다. 대장은 변을 만들고 밀어내기 위해 계속 움직여야 한다. 수분을 조절하고 장을 부드럽게 하는 점액을 분비해야 하는데 나이가 들어감에 따라 이런 기능이 떨어진다. 그러면 변이 딱딱해지고 힘을 줘도 변이 잘 나오지 않는 변비가 생긴다.

대장과 항문의 노화 현상은 1)대변에 대한 수분조절 2)장 점막이 얇아지고 장 근육도 약해져 꽈리처럼 구멍 나는 게실이 많아짐 3)항문 괄약근이 약해져 변실금 증가인 경우 대처법은 1)몸을 움직이면 대장도 운동효과가 있음 2)하루 2리터 수분을 섭취하면 대변도 촉촉이 볼 수 있다. 3)항문 괄약근에 힘주는 케겔 운동을 하면 변실금 예방이 된다. 따라서 대장과 항문의 노화를 대처하는 방법으론

대장내시경을 하고 나서 게실이 있다는 이야기를 들었다면, 대장이 늙었다는 얘기로 받아들이면 된다.

오래된 도로가 움푹 파인 것을 본적이 있듯 그런 게 대장 게실이다. 나이가 들면 장 점막이 얇아지고 장 근육도 약해져서 자꾸 꽈리처럼 대장 밖으로 부풀어 구멍이 생긴다. 여기에 염증이 자주 생겨 대장 게실염이 고령자에게 많다. 고열과 복통이 있다면 의심해봐야 한다.

오래 살면 대장에 살고 있는 균도 바뀐다. 유익한 균이 줄고

유해균이 늘어서 장내 세균균형이 깨질 수 있다. 이런 환경이 변비, 설사뿐 아니라 당뇨, 비만, 치매 같은 온갖 질병원인으로 지목된다.

나이가 들면서 흔히 소변이 샌다고 말한다. 말을 안 해서 그렇지, 변이 새는 사람은 더 많다. 항문을 꽉 조여 주는 근육을 항문 괄약근이라고 하는데, 힘이 약해지면서 변실금이 온다. 속옷에 변이 묻고 항문 주변에 자꾸 피부염이 생기면 변실금이 있는 거다.

장이 늙는 것을 늦추는 가장 좋은 방법은 운동이다. 규칙적 유산소운동은 대장움직임도 늘려주고, 장 혈관도 튼튼하게 해준다. 누워만 있으면, 변비가 훨씬 잘 생긴다. 적절한 수분이 없으면 장도 말라가고, 변도 딱딱해지고 장에 상처도 잘 생긴다. 물을 하루 2리터 정도 마시자.

너무 한 가지 음식만 고집하면 장에 살고 있는 유익한 균이 줄어든다. 어떤 음식을 먹을 때 지나치게 가스가 많이 나온다면, 그 음식을 피하는 것이 좋다. 먹는 유산균을 고를 때는 적어도 3종류 이상의 균주가 있고, 100억 마리 이상 유산균이 들어있는 제품을 선택하자. 변실금을 막기 위해서는 항문 괄약근운동을 해야 한다. 항문에 힘주는 케겔 운동도 큰 도움이 된다. 1년에 1회 회충약을 꼭 먹어야 한다.

18) 수면을 돕는 음식과 방해하는 음식

잠이 부족하면 다음 날 활동에 지장이 생기고 만성피로를 유발한다. 잠을 제대로 자지 못하면 뇌에 베타 아일로이도가 축적돼 알츠하이머치매 같은 퇴행성 질환을 유발한다는 연구도 있다. 숙면을 도와주는 음식과 오히려 수면을 방해하는 음식에 대해 알아본다.

숙면을 돕는 음식

1) 두유에는 식물성 에스트로겐인 이소플라본 성분이 많은데, 이소플라본은 수면 개선에 도움이 된다. 일본 도호쿠 대학 연구팀 연구에 따르면 성인 1076명을 대상으로 이소플라본 섭취량과 수면의 관계를 분석한 결과, 섭취량이 가장 많은 그룹이 78%로 수면의 질이 가장 좋았다.

2) 바나나는 잠을 잘 자게 하는 데 효과적이다. 바나나에는 마그네슘과 칼륨이 풍부하며, 근육 이완제 역할을 해 몸을 편안하게 하고, 수면을 준비하는 데 도움을 준다. 또한 바나나에는 수면 호르몬인 멜라토닌 합성을 위해 필요한 성분인 비타민B6도 풍부하다.

3) 체리는 멜라토닌을 많이 함유하고 있다. 멜라토닌은 수면 사이클을 조정하는 데 도움을 주는 호르몬이다. 특히 만성적인 불면증에 시달린다면 체리를 꼭 먹어보자. 실제 2주간 체리주스를 1일 2회 240mL 먹었더니 수면시간과 만족도가 증가했다는 연구 결과가 있다.

4) 대추는 초조하고 불안함을 느껴 불면증을 호소하는 환자들에게 좋다. 대추 속 판토텐산이라는 성분이 코르티솔 호르몬 분비를 촉진해 스트레스 완화에 도움을 준다. 또한 심장기능을 촉진할 뿐 아니라 혈액 순환을 원활하게 한다. 그냥 먹어도 좋지만, 따뜻한 차로 만들어 먹어도 좋다.

5) 아몬드에는 마그네슘이 풍부하게 함유돼 있다. 마그네슘은 근육을 적절히 이완시켜 편안한 상태의 수면을 돕는다. 다만, 견과류인 아몬드는 자기 전에 많이 섭취하면 설사나 탈수의 원인이 된다. 소화불량은 오히려 숙면에 방해가 될 수 있어 소량만 섭취하는 게 좋다.

6) 불면증 완화하는 숙면유도기기를 발명한 "리솔"은 대한민국이 주최한 세계발명특허 대전에서 중소벤처기업부장관상을 받았다. 이 숙면유도기기는 미국식품의약품안전처(FDA) 안정성 기준을 통과하고 유럽의 상품규격(CE)을 받고 현재 미

국과 일본등지에도 수출하고 있다. 머리띠 형태로 이마에 착
용하면 된다.

7) 수면을 늘리는 행동 5가지

　a) 낙천적인 마음 갖기 b) 올바른 식습관

　c) 활발한 사회적 교류 d) 규칙적인 운동 e)친절 베풀기

8)수면 줄이는 행동 5가지

　a) 하루 8시간이상 책상에 앉아있는 행동

　b) 지나친 TV 시청 c) 매일 가공첨가물 과다섭취

　d) 육류위주의 식사

　e)탄산음료 습관적으로 자주 마시는 습관

#숙면을 방해하는 음식

1) 십자화과 채소~브로콜리, 콜리플라워, 배추 등 십자화과 채
소(꽃잎이 十자 모양인 채소)에는 식이섬유가 많이 들어있
다. 식이섬유는 소화하는 데 오랜 시간이 걸린다. 식이섬유
를 소화하는 동안 소화기관이 계속 활동하면 잠이 잘 안 온
다. 따라서 자기 전에는 십자화과 채소를 피하는 것이 좋다.

2) 토마토는 비타민c, 철분, 리코펜 등이 풍부한 음식이다. 다
만 토마토는 산성이 강해서 수면을 방해할 수 있다. 산성이

강한 음식을 자기 전에 먹으면 속 쓰림과 소화불량을 겪을 수 있기 때문이다. 토마토를 먹는다면 잠들기 3시간 이전에 먹어야 한다.

3) 육류 속 단백질은 분자구조가 복잡해 소화가 잘 안 된다. 또, 단백질을 소화하기 위해서는 산성이 강한 음식이 필요하다. 위 속 쓰림과 소화불량을 일으키기 때문에 수면을 방해할 수 있다.

4) 매운 음식은 속 쓰림을 유도해 수면을 방해할 수 있다. 이뿐만 아니라 신진대사를 활발하게 해 몸의 에너지 소모량을 늘린다. 이 과정에서 몸에 열이 나면 잠에 들기 어렵다. 체온이 높아지면 교감신경이 활성화돼 잠이 잘 오지 않기 때문이다.

제 2 부
신체부위별 (질환별) 대응

1) 장기 중 가장 말없이 고생하는 세 곳
치아, 췌장, 항문

인간의 장기 중에 가장 표시 없이 고생하는 세 곳이 있다. 음식을 위로 내려 보내기 위해 딱딱한 것도 마다하지 않고 해치우는 이빨, 음식이 위를 거쳐 내려오는 것들의 고통을 모두 감내하며 받아 처리하는 췌장, 마지막 더러운 음식물 찌꺼기 오물을 마다하지 않고 치워주는 항문(肛門)이다.

췌장은 왼쪽 몸 구석에 있어 병증이 가장 늦게 발견되는 췌장암으로 확인되었을 때는 수술이 불가능할 때가 대부분이라 사형선고와 같아 죽는 날만 기다려야 한다.

필자는 젊을 적 췌장암으로 사망한 수명의 친구나 친지를 보며 살날도 많이 남았는데 참으로 안타까웠다. 이 병은 평소에 음식 씹는 일에 소홀했던 식습관에서 오는 병이라는 의학계의 발표가 있다.

의학적으로 췌장은 인슐린 호르몬을 분비하는 기관으로 우리 몸의 정상혈당을 100이하로 엄격히 관리하는 곳으로 이 범위를 벗어나는 것은 일종의 비상사태라는 것이다. 이렇게 되면 췌장은 곧바로 인슐린 호르몬을 내놓아 높아진 혈당을 끌어내려는 데 있어 정상 혈당관리는 존재이유의 시작과 끝이다. 둘째로 췌장은 소화효소를 분비하는 중요한 기능을 맡고 있어 탄수화물 50%, 단백질 90%를 소화할 수 있는 효소를 분비하는 기관이다. 입에서 씹지 않고 그대로 넘어온 탄수화물을 50% 정도만 소화시키는 장기가 바로 췌장이란 사실이다. 탄수화물을 소화시키는 '아밀라아제'는 침 속에 있는데 밥을 먹고 빵을 먹고 국수를 먹을 때는 반드시 꼭꼭 오래 씹어서 삼켜야 한다. 그래야 침 속에 들어있는 탄수화물 분해효소인 아밀라아제가 많이 분비되면서 원활히 되는데, 안 씹고 넘기면 전혀 소화되지 않은 채로 위로 내려가고, 위에서는 다당류 덩어리 그대로 죽처럼 만들어지기만 할 뿐이다. 이런 상태의 덩어리가 장으로 내려가면 그 후환은 실로 크다. 장안에서 썩게 되면서 우리 몸을 병들게 만든다는 사실이다. 우리 몸을 한마디로 죽이는 짓이란 말이다. 그래서 우리몸 안의 응급장치의 최후 보루가 바로 췌장이라는 곳이다.

우리는 단것을 너무 많이 먹는다. 췌장이 휴식할 틈도 주지 않고 너무 자주 너무 많이 단것을 즐기면 췌장도 결국 손을 들게 된다. 인슐린 분비에 브레이크가 걸리면서 혈당조절에 실패했기 때문이다. 이것이 바로 당뇨라는 것인데 한마디로 먹는 욕심 때문에 생겨난 죗값의 부자 병이다.

날마다 음식에 혹사당한 췌장을 살리는 기술이라면 첫째 무조건 많이 40~50번 씹어라. 그렇게 하면 췌장의 도움으로 겨우겨우 생명을 연장할 수 있다. 조금 귀찮더라도, 조금 시간이 걸리더라도 음식을 꼭꼭 씹고 맷돌처럼 갈아서 삼키라는 말이다. 둘째는 무조건 단것을 적게 먹어야 한다. 평소에 식이섬유가 많이 든 채소와 과일 샐러드를 천천히 씹어 먹을 것, 오늘도 보이지 않는 곳에서 혹사당하고 있는 췌장! 만약 잘 씹지 않는 생활을 그동안 해 왔다면 당장 오늘부터라도 음식을 오래 씹어 넘겨야 한다. 특히 흰쌀, 흰 밀가루, 설탕 등 정제된 탄수화물은 췌장의 과부하를 초래하는 주범들이므로 최대한 적게 먹어야 한다. 그런 음식을 많이 먹는 것은 췌장을 죽이는 길임을 꼭 기억해 두기 바란다. 암, 당뇨 등 고질병들은 병이 발견되기 보통 10~15년 전부터 원인이 누적되어서 발생한 것이므로 미리부터 식생활습관을 바르게 갖는 것이 중요하다.

마지막으로 항문(肛門)은 우리가 일상으로 먹는 음식찌꺼기를 마다하지 않고 표시 없이 몸 밖으로 내보내는 가장 수고롭고 감사한 곳이다. 만일 당신이 맛있게 먹었던 음식이 뒷날 아침 변을 보지 못했다고 가정해 보자. 한마디로 변비로 방방 뛸 것이다. 적당히 먹고 배출하면 될 일을 배가 터지도록 먹다 보면 우선 위장의 부담으로 소화를 다 못 시키고 췌장으로 가 고통을 주고 마지막 배변을 할 때 변비로 고통을 당하다가 치질이란 병이 생겨나게 된다. 심하면 암치질, 수치질, 치루, 암에 걸리는 사람들도 있어 고통을 당하는 사람이 많다. 과한 음식 섭취로 인한 욕심에서 오는 경우나, 특히 여성들은 산후 조리 후 몸 관리 조절을 잘못 해 생겨나는 고통을 겪는 분이 의외로 많다. 변을 보고 난 뒤 최근에는 변기가 물로 씻어내 줘 항문을 깨끗이 해 다행이나 그러지 못하면 치질로 큰 고생을 한다.

2) 뇌출혈로 쓰러졌을 때 긴급처방요령

서울대 약대 김양배 명예교수님의 말이다.

전립선 약과 감기약(카페인 함유) 또는 카페인이 함유된 커피나 차를 복용할 때는 가끔 하지마비가 온다. 뇌출혈로 쓰러진 긴 시간 수술을 받는데 수술에 성공할 수도 있고, 실패할 수도 있다. 수술하여도 많은 사람이 불구가 되는 경우가 많다.

대구에 사는 한 60대 주부가 뇌출혈로 긴 시간 수술을 받았는데 의사의 말이 합병증이 없어야 하고, 폐도 좀 걱정된다고 했다는데 이에 대한 의사의 답변으로 "엄지발가락을 강하게 만지라"는 것이다. 뇌를 강하게 하는 비결은 엄지발가락인데 뇌가 망가지면 뇌를 수술하게 되는데 수술하기 전에라도 쓰러졌을 경우 평소에 엄지발가락을 잘 만져서 뇌를 튼튼하게 만들면 그런 일이 평생 일어나지 않는다는 것이다.

뇌출혈이라는 것은 코피와 같은 것으로 차라리 코피가 터지면 뇌출혈은 발생하지 않는다.

인간이 오줌을 오래 참으면 그 요산은 혈관을 타고 그 사람의 가장 약한 곳을 무작정 파고 들어간다. 어떤 사람은 위암이 걸리는가 하면, 어떤 사람은 무좀이 걸리고, 또 어떤 사람은 백내장이 걸리고, 어떤 사람은 구안와사가 오고, 또 어떤 사람은 유방암이 오기도 한다는 것이다.

그렇다면 뇌출혈은 왜 일어나는가? 라고 물으니 그 정답은 새벽에 오줌을 참고 한쪽으로 잠을 자는 습관이 오래되어서 그러는 것이라 했다. 그렇다면 우리는 어떻게 해야 합니까? 라고 물으니 박한서 원장의 말이 엄지발가락을 자주 만져서 녹이 슨 뇌의 센서를 수리하게 되면 알람이 울려 퍼지는 것처럼 언제쯤 오줌을 퍼내야 하는지를 뇌에서 알려준다고 말했다.

뇌에서 가장 먼 지렛대인 엄지발가락을 이용하여 얼마든지 뇌를 건강하게 할 수가 있다. 뇌를 다스리는 스위치는 뇌의 가장 멀리 있는 반대편 엄지발가락이란 사실을 꼭 알아두자.

나이든 노인 분들 중에 얼굴에 보기 흉한 시커먼 검버섯 꽃이 많이 피는 분들을 본다. 그 이유는 밤에 자다가 일어나기 싫어 오줌을 참는 데서 생겨난다. 지금 당장 눠야 한다. 오줌을 참는 것은 만병의 근원이다.

이것저것 딴 것 만지고 뇌를 수술해봐야 별 볼일 없다. 보통은 우리가 잘 모르기에 그냥 뇌를 만지작거리는 것이다. 그러므로 뇌수술은 절망을 가져온다. 평생 후회하는 삶을 살면서 일생을 마치게 된다.

박한서 원장이 항상 강조하는 말이 있다. 영화 같은 삶을 살지 말자고요. 반전에 반전 같은 기적 같은 삶, 미리 예방하여 편안하게 사는 인생 행복을 만지작거리면서 항상 웃음이 끊이지 않는 삶, 정말 간단한 방법은 엄지발가락 관리인데 가르쳐 주어도 못한다면 그건 바보라고 했다.

다른 곳이 다 망가져도 어떻게든 살아갈 수 있지만, 뇌는 모든 것을 상실하는 중추신경이다. 참지 말고, 엄지발가락관리 잘하세요. 병원 방문해서 뇌수술이 막 끝난 언니 발가락을 만져주니 언니가 아프다 하면서 꿈틀거리는 그 느낌. 뭔가 살아있다는 증거 그리고 회복이 빨리 될 수 있다는 자신감이듯 결론은 수술이 끝난 후 운동을 하면서 회복해야 하는데 누워있는 사람이 어떻게 운동을 할 수 있나요?

그 대답은 바로 엄지발가락을 만져 뇌와 얼굴에서 반응이 일어나게 하면 그만이다. 엄지발가락을 만지는 순간 모든 혈관이 요동을 친다. 결국 기적을 만들어낸다. 엄지손가락은 뇌에서 그 거리가 분명 엄지발가락보다 훨씬 거리가 짧다. 엄지손가락과 엄지발가락은 엄연히 차원이 다르다. 한 단계 업그레이드된 엄지발가락을 사랑하세요~네.

뇌출혈은 새벽에 오줌을 참고 한쪽으로 잠을 자는 습관이 오래돼 그러는 것이니 얼른 일어나 소변을 보세요, 귀찮다고 누워서 소변을 참으면 큰일 난다는 사실일 명심하세요. 소변을 보고 난 후 바로 따뜻한 물 한두 잔을 잊지 마세요. 그리고 뇌출혈로 쓰러지지 않으려면 평상시에 엄지발가락 엄지손가락을 습관처럼 마시지해 주세요. 쓰러진 환자에게도 반드시 꼭 알려 주세요. 평소 잘 숙지해 두셨다가 자주자주 주물러주는 습관을 실천하시기 바랍니다. 배고픈 노숙자분들만을 위해 13년을 봉사한다는 민들레 국수집 서영남 분은 에세이집에서 우리가 사는 "하루하루가 기적이다"라고 표현했다.

하나님께 언제나 소망을 품는 그 풍성한 열매를 맺는 믿음의 감사야말로 그의 궁정에 들어가는 간절한 믿음이 되게 하나니 이는 내게 사는 것이 그리스도니 죽는 것도 유익함이라(빌립보서 1장 20~21)하셨다.

3) 장수인(長壽人)들이 꼭 하는 3가(可)와 3불(不)

국내 최고령 여성 엄옥군 할머니(112)는 온화한 성품의 소유자로 아직도 대소변을 가리며 건강을 잃지 않고 산다. 엄 할머니는 끼니를 거르지 않고 가리는 반찬도 없지만, 과식은 하지 않는다. 집에서 담근 포도주를 가끔 마시는 편인데 팔순까지는 충남에서 농사도 지었다고 한다.

고령 남성 석판수 할아버지(109)는 매일아침 공복에 1시간씩 계단을 오르내리며 운동을 한다. 식사는 육식과 채식 가리지 않고 밥 한 그릇을 다 비우지만, 맵고 자극적인 음식은 먹지 않으며, 주위의 도움 없이 걸을 수 있다고 했다. 거기에 비하면, 필자는 음식을 아무거나 가려먹지 않는 잡식인 편이다.

통계청의 최근 발표에 따르면 현재 국내 100세 이상 장수 인구는 모두 1264명이다. 2013년 기준으로 남자 200명, 여자 1064명으로 여자가 남자보다 5배 이상 많다.

그런데 오래 사는 일 만큼이나 중요한 것은 바로 건강하게 사는 것이다. 다른 사람보다 오래 살면서 건강까지 유지한다면 주위 사람들로부터 호기심 섞인 시선을 받게 된다. 그 호기심은 주로 '어떻게 건강을 관리했을까?'에 대한 궁금증, 그리고 나도 저렇게 될 수 있을까? 하는 부러움에서 출발한 것이다.

물론 바른 습관을 익혀 꾸준히 실천하면 누구나 건강한 노후를 맞을 수 있지 않을까? 생일상을 100번도 넘게 받은 장수 노인들이 설문조사를 통해 밝힌 그들의 생활습관을 알아보자.

하지 않는 3가지

1) 술, 금주와 건강은 절대 비례

조사에 의하면 장수 노인 796명 중 술을 전혀 마시지 않은 사람은 524명(65.8%) 그리고 예전에는 마셨지만, 지금은 끊은 사람이 119명(14.9%)인 것으로 나타났다.

전체 대상자 중 80%가 넘는 사람이 술을 멀리하고 있다는 것. 마신다고 응답한 144명 중에서도 42명은 월 1회 이하로 음

주 횟수가 아주 적은 편이다. 금주와 건강 정도가 정비례하고 있는 것,

지금 나는 어떻게? 일단 금주하는 것이 가장 좋다. 하지만 부득이하게 술자리에 참석할 경우 한 번 마시면 3일은 쉬는 습관을 들인다.

2) 담배, 장수 인구 91%는 비흡연자

담배 피운 경험이 전혀 없는 사람은 462명(58.0%), 끊은 사람은 263명(33.0%)으로 현재 장수 노인의 91%는 담배를 절대 입에 물지 않는다. 이들 중 음주와 흡연을 동시에 하고 있는 사람은 단지 25명(3.1%)에 불과해 대부분의 장수 노인들이 술 담배와 인연을 맺지 않는다는 것을 알 수 있다.

\# 지금은 나는 어떻게?

흡연자라면 이유를 막론하고 무조건 끊는 것이 좋다.

본인뿐 아니라 남편의 금연에도 신경 써야 한다.

3) 스트레스, 낙천적인 성격 등 원만한 가정생활이 관건

본인이 건강을 묻는 질문엔 173명(21.7%)이 낙천적인 성격 혹은 원만한 가정생활 덕분이라고 답했다.

편안한 마음으로 가족들과 교감하고 살면 그만큼 스트레스가 줄기 때문이다. 실제로 장수인 중 독거노인이거나 양로원 등

집단 시설에 거주하는 사람은 11.4%에 불과했고, 나머진 모두 가족과 함께 살고 있다.

지금 나는 어떻게
건강한 취미활동을 하고 가족끼리 대화의 시간을 많이 갖는다. 이런 과정을 통해 스트레스가 생기면 곧바로 해결하는 습관을 들여야 한다.

꼭 하는 3가지

1) 소식, 적게 먹고, 규칙적으로 먹을 것
노인들은 장수의 가장 큰 비결로 소식 등 절제된 생활(39.3%)을 꼽았다. 이들은 세 끼를 규칙적으로 먹고 절대 폭식하지 않는다. 평소 즐기는 음식은 채소(44.6%)가 가장 많았고, 육류(22.5%)와 생선(15.2%)의 비율도 높았다. 육류의 경우 구워먹는 것보다 찌개나 조림을 선호하는 사람이 많았다.

지금 나는 어떻게?
조리하고 남은 음식을 먹어치우거나 폭식하는 습관은 버린다.
동물성 지방의 과다 섭취도 피한다.

2) 운동, 부지런히 몸을 움직일 것

100세를 넘겼는데도 집안일을 하며 하루에 1시간씩 몸을 움직인다는 사람이 71.4%이고, 매일 밖으로 나가서 활동하는 사람도 66%였다. 지난해 서울대학교 의과대학의 한 연구팀이 발표한 장수인 실태조사에서도 적당한 외부활동을 하는 사람은 그러지 않는 사람에 비해 더 건강할 확률이 높다고 기록되어 있다.

지금 나는 어떻게

가까운 거리는 걷고 시내에서는 대중교통을 이용하는 등 몸을 자주 움직인다. 수영이나 등산 등 신체활동을 수반하는 취미를 갖는 것도 좋다.

3) 숙면, 매일 8시간 이상 충분히 잘 것

109명의 노인(13.7%)이 숙면 등 규칙적인 생활로 건강을 지킨다고 말했다. 이들은 대부분 하루 8시간 이상 자면서 건강을 관리하는데, 저녁 8시에 잔다고 대답한 사람도 많았다. 참고로 올해 초 노화와 산업보건이라는 학술 세미나의 발표 자료에 따르면, 숙면을 하는 사람은 수면 부족에 시달리는 사람에 비해 사망 확률이 17% 낮다고 한다. 잠이 보약이다.

#지금 나는 어떻게

평균 7시간 정도 수면을 취하고 늦어도 밤 12시 이전에는 침대에 눕는다. 늦잠으로 잠을 보충하는 것보다 일찍 잠자리에 드는 것이 더 효과적이다.

비빔밥이 노인들에게 좋다.

노인들의 장수식품으로는 비빔밥이 으뜸이라고 한다.
비빔밥에 들어가는 각종 나물 양념들은 부족한 영양소를 보충해줄 뿐 아니라 제각각 지닌 재료의 장단점을 잘 보완해주는 궁합이 맞는 최고의 음식이다. 그리고 노인들일수록 녹차를 많이 마셔야 하고, 생선류의 어묵이 좋다. 흡연과 음주는 절제함이 좋으나 반주 정도의 술은 건강에 좋다.

4) 우울증에 시달리는 이들에게

우울증에 걸리는 사람들 대부분이 지위가 높았던 분들이나, 재산이 많거나, 특수한 직업이 있었거나, 그와 반대로 고독함에서 벗어나지 못하는 사람들이거나, 하던 사업이 실패했다거나 사기를 당했다거나, 자존심이 남다르게 강해 대화자체를 기피하거나, 자신의 주위에 친인척이 없이 홀로이거나, 남에게 말도 못하고 치유할 수도 없는 지병으로 신체상의 핸디캡의 고통을 벗어나지 못하거나, 장기간 쌓인 기피증에서 남과 접촉을 두려워하거나, 자존심이 너무 강해 상대와 대화의 필요를 느끼지 못하고 무작정 홀로 지내며 고독함을 억제치 못할 때 주로 생겨나는 '마음의 병'으로 그 사람만의 독특한 뇌의 변화에 따른 현상이다. 이런 사람들은 오랫동안 우울증을 앓다 못해 자살까지도 한다. 통계에 따르면 우리사회에서도 젊은 40대에서부터 70대에까지 고독사가 2021년만도 갑자기 3500여명으로 높아졌다.

미국의 작가 헤밍웨이(1899~1961), 네덜란드의 화가 고흐(1853~1890)같이 세계적으로 유명하게 이름난 분들이 오랜 우울증 끝에 자살을 선택했다. 자살 원인의 89%가 우울증세라는 기록이 있다.

뇌의 신경조직 안에서는 감정을 조절하는 세로토닌과 도파민, 노르에피네프린 등의 신경전달 물질이 끊임없이 분비되는데 우울증에 빠지기 시작하면 스트레스 호르몬의 분비량이 늘어난다고 한다. 이때 뇌와 심장, 근육 등 주요장기로 가는 혈류는 증가하고 신장이나 간, 소화기관으로 가는 혈류는 감소한다. 우울증 환자들이 가슴통증이나 운동을 하면 45%는 치료된다고 하나 걷기나 운동자체에 흥미를 느끼지 못한다는 것이다. 그래서 우울증환자들이 가슴통증이나 소화불량, 수면장애 등의 불면증상의 고통을 느끼는 이유라 했다.

우울증 치료에는 햇볕이 최고의 명약인데 운동자체를 기피함으로 해서 매사 싫증을 느껴 밖에 나가는 것 자체가 싫어지고 음지에서 조용히 홀로 있기를 선호한다는 것이다. 그러나 햇볕을 적당하게 받지 않으면 상태가 점점 더 악화되어 사람 만나기조차 기피한다는 사실이다. 이런 분들에겐 햇볕을 많이 받아야 비타민D가 생겨나 보충이 되고, 뼈를 튼튼하게 만드는 데 필수 영양소라고 계속 권고해야 한다.

비타민 D는 체내 합성이 불가능하고 오로지 햇빛에서만이 합성이 된다. 또 비타민D는 건강한 사람들에게도 매일 많이 햇볕으로 몸을 달궈야 한다. 특히 노인들의 경우나 싱거운 음식만을 먹거나 피부병이 많아(염분섭취가 부족한 남녀들) 여름에는 온몸을 태양에 종일 비타민D로 벌겋게 달구는 사람을 본다. 비타민D는 전립선암, 유방암, 대장암 예방에도 작용한다고 한다.

다시 말해, 우울증은 감정을 조절하는 신경전달물질의 흐름이 원활하지 않을 때 생기는 병이므로 치료제인 항우울제는 이 신경전달의 흐름을 원활하게 만들어주어 뇌 속의 신경전달물질의 불균형을 바로잡아준다고 했다.

따라서 화병은 우리 몸을 해치는 무서운 파괴력을 가지고 있어서 화가 나면 소화가 되지 않고 혈압과 혈당이 높아지며, 심장마비까지 올 수도 있으니 화는 모든 병의 근원이기에 우선 피하거나 참아야 한다.

그래서 감정조절을 잘해 마음의 안정부터 해야 한다. 화를 자주 많이 내면 교감신경계가 아드레날린과 같은 신경전달물질과 스트레스 호르몬을 분비하며 심장박동도 빨라진다. 또한 몸의 면역력도 떨어진다.

화가 났을 때 가장 두드러지는 신체반응은 근육의 긴장이다. 이상의 자료는 강진에서 부군수님으로 재직당시 친분으로 주신 책『시골부군수의음식 이야기』33쪽 일부를 참고했다.

5) 대장암 예방법과 대사증후군의 실체

의학계의 발표에 의하면 인체 혈관을 모두 합한 길이는 약 100,000km인데 이는 지구 두 바퀴 반에 해당하는 실로 엄청난 길이이고, 신경세포의 길이도 72km나 된다고 했다. 몸 전신에 퍼져있는 혈관은 자동차가 다니는 도로에 비교해서 우리 인체는 머리끝에서 발끝까지 다 연결고리로 돼 있다.

그와 같이 우리 인간이 기본적으로 먹고사는 음식에서부터 못 먹고 없어서 병이 생기는 게 아니라 너무 잘 먹고 넘쳐서 문제가 있다는 사실로 포식하여 비만한 사람의 몸 중에 하중으로 제일 고통 받는 곳이 허리 아래부터 발끝까지다. 그런 사람은 똥배부터 빼는 운동이 첫째다. 현대 사람들은 너무 많이 잘 먹어서 병이 생긴다는 사실을 우리는 잊고 살아간다. 소식해서는 병은 생겨나지 않는다.

위암 대장암은 다른 암에 비하여 우리나라 사람들에게 발병률이 세계 제1위라 한다. 사실 대장암이나 위암은 얼마든지 예방할 수 있다는 것이 의학지의 발표다. 그 예방법은 아주 간단한데 실천이 문제다.

1) 1500ml 큰 컵에 천일염 두 숟가락을 끓은 물에 타서 식혀놨다가 아침에 일어나지마자 공복에 한 번에 다 들이마신다.
2) 그러면 20분 내지 40분 정도 지나면 설사가 난다. 장에 붙어 있던 수년 된 숙변이 다 청소되어 나온다.
3) 첫 번째 배설 시는 냄새가 지독하나 차츰 청소가 된 다음에는 변이 노랗고 황금색으로 냄새가 적다.
4) 평소 변비가 있는 사람은 단번에 잘 안 될 수 있으나 2~3회 계속해 마시면 장청소가 잘된다.
5) 천일염의 물을 마셔주면 평소 심한 변비도 개선된다. 장 청소는 1년에 한두 번이면 족하다.
6) 장이 깨끗하면 절대 위암이나 대장암이 안 걸린다.

누가 뭐래도 자기 건강지킴이 우선이다. 오래 사는 게 중요하지만은 않다. 건강하게 장수하는 것만이 인간답게 사는 것이다. 돈 드는 것이 아니니 꼭 실천해보시기 바란다.

여기에서 혈관건강에 대한 건강정보로 아주 쉬운 말로 풀이한 '대사증후군의 실체'를 밝혀본다.

1) 우리가 먹는 음식은 위, 소장, 대장, 항문으로 이어지는 9m 길이의 관을 통과한 후, 변으로 나온다.

2) 음식물이 관을 통과하는 과정에서 흡수된 것들은 모두 간으로 가고, 간은 이것을 포도당으로 바꾼다.

3) 포도당은 피를 타고 돌다가 근육세포로 들어간다.

4) 포도당 혼자로는 세포로 못 들어가고, 문을 열어야 들어가는데, 이 문을 여는 게 인슐린이다.

5) 인슐린은 음식물이 들어올 때마다 췌장에서 나오게 된다.

6) 간에서 음식물에서 흡수한 영양분을 포도당으로 바꾸고 나면, 인슐린은 포도당을 2시간 이내에 세포 속으로 다 집어넣는다.

7) 그런데 음식물이 자주 많이 들어오면, 인슐린이 지쳐 일을 제대로 안 하기 시작한다.

8) 세포속의 포도당들이 다 들어가지 못하고, 핏속에 남게 된다.

9) 이를 인슐린 저항이라고 한다.

10) 인슐린 저항이 생겨서 포도당이 다 세포로 들어가지 못해, 식후 2시간이 지나도 핏속에 포도당이 많이 남아 있으면, 그게 당뇨병이라는 것이다.

11) 핏속에 남아있는 포도당은 일단 혈관을 나쁘게 하고, 혈관을 설탕에 절이듯이 혈관을 딱딱하게 만들고, 염증을 일으키게 된다. 혈당 수치가 150이 넘어가지 말아야 한다. 제일 적당한 혈당치는 90~110 정도다.

12) 몸이 이 염증을 치료하는 과정에서 피떡이 생기게 된다.

13) 간은 세포로 다 들어가지 못하고 핏속에 남아있는 포도당

을 지방으로 바꿔서 저장한다.

14) 이것을 '지방간' 이라고 한다.

15) 지방간을 간 주위에 지방이 달라붙어 있는 것으로 보통 상상하는데, 정확히는 간세포의 저장 공간을 지방이 채우는 것이다.

16) 간이 일을 해야 하는데, 일하는 공간을 지방이 채우고 있으면 일을 제대로 못하고 간이 악화하기 시작한다.

17) 100명 중 한 명 정도는 '지방간' 이 '간암' 으로 된다.

18) 워낙 핏속에 지방이 많아 간에 지방을 채우고도 포도당이 남을 수 있다.

19) 남은 포도당이 오줌으로 나온다.

20) 포도당이 오줌으로 나오게 되는 단계가 되면, 소변검사에서 "당뇨입니다." 라는 통보를 받게 된다.

21) 인슐린은 필요한 만큼 췌장에서 만들어지는데, 당뇨에 걸리면 인슐린 저항이 생겨 세포에 제대로 포도당을 넣지 못한다.

22) 인슐린 저항으로 포도당을 20% 효율로밖에 세포에 넣을 수 없다면, 다섯 배의 인슐린을 투입해서 100%까지 만드는 게 인슐린 주사이다.

23) 핏속에 포도당이 많아지면 혈관이 망가지기 시작하며 피가 걸쭉해진다.

24) 피가 걸쭉해지니 심장은 걸쭉한 피를 돌리기 위해 더 강하

게 펌프질을 해야 한다.

25) 고혈압이 된다는 것이다.

26) 당뇨와 고혈압이 함께 오고, 핏속에 지방이 많은 고지혈증도 세트로 오는 이유다.

27) 당뇨, 고혈압, 고지혈증이 세트로 잘 오니까, 따로 이름을 붙인다.

28) 그게 '대사증후군' 이다.

29) 대사증후군에 치료약은 없다. 병원에 가면 약을 주나 이는 치료제가 아니다.

30) 고혈압 약은 고혈압이 안 되도록 치료하는 게 아니라 혈압만을 낮추는 약일 뿐이다.

31) 당뇨병약도 치료제가 아니라 인슐린을 공급하는 것이고, 고지혈증도 치료를 하는 게 아니라 콜레스테롤 수치만을 낮추는 것이다.

32) 치료제가 아니라 증상 완화제 공급이라는 말이다.

33) 현재까지 대사증후군은 적당한 운동과 공복, 소식하는 치료법밖에 없다.

34) 사람은 공복, 즉 배고플 때 먹는 게 필요하다,

35) 운동도 안 하고, 자주 과식만 하면 당뇨, 고지혈, 고혈압을 통해 심장마비와 뇌졸중 등으로 연결된다.

결론으로 이상의 병은 부자 병으로 욕심 부려 많이 먹은

죗값으로 몸을 혹사시킨 대가기에 앞으로라도 건강을 되찾으려면 적당한 운동은 필수이고, 맑은 공기와 물 그리고 주기적인 공복, 소식만이 혈관을 보호하는 건강회복의 척도임을 깨닫고 실천하면 130세까지 건강하게 장수할 수 있다.

대사증후군 내용을 이메일로 보내주신 모산 김상돈 선생께 감사드린다.

6) 소변 횟수와 비뇨기 건강

대변은 하루에 1회 정도 봐야 정상이라 한다. 소변은 의학적으로 성인은 하루에 4~6회라고 한다. 6회 이상 본다면 일단 비뇨기 질환을 의심하고, 방광훈련을 통해 소변보는 횟수를 줄여야 한다고 했다.

소변은 3~4시간 간격으로 봐야 정상이고, 소변 양은 250~350cc 정도가 이상적이며, 8회 이상을 보면 '빈뇨'라고 한다. 강남성심병원 조성태 교수는 남성은 전립선비대증, 여성은 과민성방광일 가능성이 있다고 말했다. 전립선비대증이 있으면 방광출구가 좁아져 소변을 한 번에 다 보지 못하고 자주 보게 된다. 장기간 계속되면 방광 벽이 두꺼워져 조금만 소변이 차도 방광이 수축해진다고 한다.

방광의 최대 용량은 400~500cc 정도인데, 소변이 3분의 2정도 차면 방광근육 수용체가 활성화되면서. 소변이 찼다는 신호가 뇌로 전달되며, 방광을 수축하는 운동신경을 자극해 소변을 배출하게 한다. 이런 신경회로에 문제가 있거나, 방광 근육 자체에 문제가 있으면 조금만 차도 소변을 보고 싶은 과민성방광이 된다고 한다.

노화나 습관도 원인일 수 있다. 이화여대 윤하나 교수는 "나이가 들면 방광 용적이 줄어들어 조금만 소변이 차도 마려운 경우가 있다."며 이러한 경우는 정상이 아니므로 방광훈련을 통해 개선 노력을 해야 한다고 말했다. 긴장하거나 스트레스를 받으면 습관적으로 소변을 자주 보는 경우도 있다.

소변을 자주 보면 소변을 우리 몸에서 씻어내는 자정작용이 충분히 일어나지 않는다고 했다. 그래서 방광에 남아있는 세균에 감염되면 방광염에 걸릴 수 있어 일상생활에 불편한 것은 물론, 밤에 숙면을 못 취해 건강 컨디션이 떨어질 수 있다는 것이다.

반대로 소변을 4회보다 적게 보는 습관인 사람도 있다. 이런 경우 소변이 차서 방광이 지나치게 늘어나 방광근육에 산소공급이 제대로 안 돼 장기적으로는 방광의 기능이 떨어질 수 있어 방광에 오래 머물면서 세균이 자랄 시간이 늘어나는 것도 문제다. 조성태 교수는 소변을 자주 안 보는 사람은 강박증 등 정신건강에 문제가 있을 수 있다고 말했다.

그럴 땐 방광 훈련을 통해 소변 횟수를 줄여야 한다. 고대안

산병원 박재영 교수는 '다만 방광에 소변이 한 번에 배출되지 않고 남아서 소변을 자주 보는 경우라면 전립선비대증, 당뇨병 등과 같은 원인 질환을 치료해야 한다. 방광훈련방법은 먼저 배뇨일지에 기록하고, 배뇨간격이 3~4시간이 안 되면 처음에는 15~30분간 소변을 참아 본다. 이것이 익숙해지면 1~2시간 참는 시간을 점차 늘려 결국 3~4시간 간격으로 배뇨할 수 있을 때까지 훈련을 한다. 소변을 참기 어려울 때는 가능한 한 움직이지 말고 앉아서 심호흡을 크게 한다. 질이나 항문을 꼭 오므리고 다섯까지 센 후 서서히 풀어주는 운동을 반복하면 소변 마려운 느낌이 없어진다. 윤하나 교수는 이러한 방광 훈련을 4주 정도 거치면 소변보는 간격이 길어지고 소변 양도 많아지므로 생활습관도 바꿔야 한다. 자기 전에 물을 마시지 말고, 방광을 자극하는 음료나 커피, 홍차, 코코아, 콜라, 술, 초콜릿은 피해야 한다. 소변을 4~6회보다 적게 보는 사람은 물 섭취량을 늘려야 한다.

누워서 잠을 잘 때 방광에 소변이 쌓이면 노화의 속도가 빠르게 온다. 빨리 늙지 않으려면 소변을 참지 말고 빨리 비워버려야 한다. 밤에 잠을 자다가 새벽에 방광에 센서가 작동되면 일어나 바로 소변을 봐 버려야 하는데 일어나기 싫어 참기를 계속하면 결국 요산이 온몸에 퍼져 병을 유발하고, 몸이 나른해진다. 특히 노인들의 얼굴에 '기미'가 많이 끼는 원인이 된다.

명심해야 한다.

　요산이란? '퓨린'이라는 세포핵에 함유된 핵신(DNA/RNA)성분 중 하나인 퓨린체가 분해되어 생기는 최종대사 산물이다(단백질의 노폐물). 간(肝)이라도 좋으면 이 찌꺼기를 해독하여 요산의 수치를 떨어뜨리지만, 그 요산이 많은 사람은 피로가 자주 오고, 온몸 마디마디가 아프며 생체리듬이 아프다는 신호가 온다. 그래서 몸에 각 세포들이 깨끗한 피를 공급받지 못하니 부스럼이나 검버섯, 발진 등으로 나타난다.

　인체는 동맥과 정맥이 하는 일이 있는데, 동맥은 다 돌고 난 피들을 다시 심장으로 보내주는 역할을 하는데 마지막 찌꺼기는 말초신경이라는 곳으로 보낸다. 우리가 사혈을 하는 근본원인도 쌓여있는 부분의 혈을 새로운 혈액공급을 받도록 도와주는 역할이다. 여기에서 물이 인체에 미치는 영향으로 첫째 신진대사작용, 둘째 변비의 개선효과, 셋째 수면작용, 넷째 청소작용, 다섯째 체온상승을 시킨다.

7) 뇌 노화 막는 법과 아침 건강법

　나이가 70세가 넘어가면 이른바 휘발성이 낮아져 뇌 혈류량이 젊을 때보다 20% 정도 감소한다. 뇌혈관 동맥경화로 혈관이 좁아지는 탓이다. 담배를 피우거나, 고혈압, 고지혈증, 고혈당 등이 있으면 뇌혈류 감소가 촉진된다. 이 때문에 초고령에서는 혈관성 치매가 원인을 알 수 없는 알츠하이머 치매만큼 발생한다. 하루 두 잔 이상의 음주는 뇌 기능 감소를 증가시킨다.

그러기 때문에 끊임없이 머리를 굴려야 뇌가 싱싱하게 된다. 눈, 코, 입이 즐거우면, 뇌에도 좋다. 보기에 좋은 떡이 맛도 좋다는 말같이 보기에 좋은 것을 많이 보고, 즐거운 것을 많이 듣고, 글을 쓰거나 독서 혹은 취미생활이 뇌에 좋다는 의미다. 시력을 잃으면 사물을 잃고, 청력을 잃으면 사랑을 잃는다는 말이 있듯이, 뇌는 시력과 청력의 자극으로 움직인다. 청력이 떨어지면 보청기로 만회하고, 시야가 뿌예지면, 백내장 수술 등으로 시력과 시야를 회복 시켜야 한다. 그리고 하루 한두 번 뇌 활성화를 위해 전체를 고루 살살 두드려주면 좋다. 필자는 아침저녁 수시로 두드리기 좋은 기구로 머리전체를 고루 마사지해 주고 있다.

음식의 맛을 음미하며 꼭꼭 오래 씹어 먹는 식사가 뇌를 크게 자극한다. 이를 위해 위아래 맞물리는 치아를 최대한 많이 보존해야 한다. 치아를 잃었으면 임플란트로 채워, 씹는 능력을 유지해야 한다.

첫째, 소화가 잘되도록 오래 씹으면, 소화가 잘되기 때문에 만병을 치료하는 원동력을 공급한다.

둘째, 씹으면 씹을수록 침이 많이 나와 음식물을 50% 이상 소화시킨다.

셋째 침은 식품의 독을 없애주고, 타액에는 날마다 먹는 음식물의 착색료나 산화방지제에 작용하여 발암물질을 억제하는 성분이 들어있다. 따라서 잘 씹어줄 때 독을 제독하여 몸 안으로 보낼 수 있지만, 잘 씹지 않으면 발암물질까지도 그대로 먹게 된다.

넷째, 침에는 놀랍게도 난치병인 에이즈 바이러스를 99%까지 죽이는 물질이 들어 있고, 오래 씹는 운동은 사람의 머리를 자극하고 운동으로 건강을 유지하는 데 큰 도움을 준다.

다섯째, 씹는 운동은 머리를 자극하고 비만을 방지하고, 뇌에 있는 만복중추가 작용한다.

여섯째, 천천히 꼭꼭 잘 씹어 먹으면 부신으로부터 아드레날린이라는 호르몬이 잘 분비되어 축적된 칼로리를 소비하는 역할과 육신의 건강과 정신건강에도 아주 좋다.

일곱 번째, 침샘에서 분비되는 페로틴이라는 노화방지 호르몬은 뼈와 치아조직을 튼튼하게 한다. 때문에 어릴 때나 청소년 성장기에 긍정적인 영향을 미치기에 음식을 꼭꼭 씹어 먹어야 한다. 그로 인해 페로틴은 침 분비량과 비례해 생성된다. 침은 분당 0,5ml 정도 분비되지만, 오래 씹으면 분당 4ml까지 증가한다.

호기심은 뇌를 끝까지 작동시키는 on스위치다. 매일 다니던

길거리를 산책하더라도 평소와 다르게 새로 바뀐 게 있는지 유심히 관찰하며 다니는 게 좋다. 새로 생긴 가게가 있으면 들러보고, 어디서 어떤 물건이나 식품이 싸고 좋은지 알아보고 다니면, 뇌 기능이 활성화된다.

다양한 책 읽기와 그림 보기, 음악 감상 등 예술적 경험은 새로운 신경망을 만들어 생각을 풍부하게 하고, 사고를 유연하게 만든다. 외국어 같은 처음 접하는 학습은 깨어있는 뇌세포를 늘리는 데 가장 좋다.

매일 하던 것을 아무 생각 없이 반복하는 생활은 뇌세포를 off로 만들어 노화를 촉진한다. 카드놀이, 낱말 맞추기, 산수풀이 등 일부러 시간 내어 머리 쓰기를 꾸준히 하는 게 좋다.

여러 사람들과 지속적으로 교류하는 것도 뇌를 깨운다. 대화에 참여하려면 뉴스도 자세히 보게 되고, 바깥출입하며 옷매무새도 챙기게 된다. 거동이 불편해지는 초고령에서는 멀리 있는 친구나 식구보다, 동네서 어울리는 사람들이 더 소중하다. 나이가 많이 들수록 학연, 직장 등 연고 중심 어울림보다 지역중심 어울림을 늘려야 한다.

뇌는 저수지와 같다. 평소에 저수지에 물이 충분히 차 있으면 가뭄이 와도 버틴다. 일상에서 머리를 끊임없이 굴리고 오감을 즐겁게 하며 살면, 뇌가 싱싱해진다. 이상은 눈, 코, 입을 즐겁게 하라는 연세대 세브란스병원 노년내과 김광준 교수의 말이다.

그리고 더운물 마시는 습관이 몸에 좋은 약이라 생각하라. 10

일간 더운물을 마셨는데 지금까지 결과는 두통과 현기증이 사라졌다. 위장병으로 매일 먹던 가스명수 같은 약이 이젠 필요없게 됐다.

일본 의사 그룹은 따뜻한 물이 건강문제를 해결하는 데 100% 효과적이라는 것을 확인했다. 예컨대 편두통, 고혈압, 저혈압, 관절통증, 갑작스러운 심장박동증가 및 감소, 간질, 콜레스테롤 수치의 증가. 기침, 신체적 불편, 골루 통증, 천식, 배일해 기침, 정맥의 막힘, 자궁 및 소변과 관련된 질병, 식욕부진, 두통에 효과가 있다.

뱃속이 비었을 때 아침 일찍 일어나 따뜻한 물 4잔을 마셔야 한다. 처음에는 4잔을 마시기가 힘들 수 있어도 천천히 적응이 될 것이다. 물을 마신 후 45분 동안 아무것도 먹지 말라. 따뜻한 물 요법은 다음과 같은 적당한 기간 내에 당신의 건강문제를 해결할 수 있다.

30일 후 당뇨, 30일 후 혈압, 10일 만에 위장 문제, 9개월 내에 모든 유형의 암, 6개월 내에 정맥차단, 10일 후 식욕부진 해소, 10일 후 자궁 및 관련 질환, 10일 이내에 코, 귀 및 인후문제, 15일 만에 여성문제, 30일 후 심장질환, 3일 후 두통 편두통, 4개월 만에 콜레스테롤 수치 정상, 간질과 마비가 9개월 만에 지속적으로 개선, 4개월 만에 천식 개선,

차가운 물은 당신을 위해 나쁜 작용을 한다. 찬물이 어린 나

이에 영향을 미치지 않는다면, 노년기에 당신을 해치게 된다. 차가운 물은 심장의 4정맥을 닫아 심장마비를 일으킨다. 차가운 음료가 심장발작의 주요원인이다. 또한 간에서 문제를 일으킨다. 그것은 지방을 간으로 붙이게 만든다. 간 이식을 기다리는 대부분의 사람들은 냉수를 밥 먹듯 많이 마신 희생자다.

찬물은 위벽에 영향을 준다. 그것은 대장에 영향을 미치고 암에 영향을 미친다. 이러한 사실은 당신의 생명을 구할 수 있는 소중한 정보이니 실천 바란다.

하루 꼭 시행해야 할 일들

1) 치매예방에 혓바닥을 밖으로 내 좌우로 돌리고 이빨로 깨무는 일, 하루 수십번 반복
2) 눈을 자주 깜빡거릴 것
3) 귀 양쪽 잡고 하루 수십번 잡아당길 것.
4) 손뼉을 딱 맞춰 100번씩을 하루 2~3회 치면 산삼 한 뿌리 먹는 거와 진배없다.
5) 발바닥 아래를 자주 주물러 주자. 특히 엄지발가락은 뇌졸중을 막는 특급 처방법이다.
6) 하루 최소 1시간 30분 정도 걷기운동은 필수고, 낮잠 30분은 뇌를 활성화시킨다
7) 산성식품을 멀리하고 알칼리체질로 몸의 체질을 바꾸자.

잘못된 일상생활과 식생활습관을 바르게 고치는 것이 급선무라고 하는 오진한 박사의 말이다.

8) 뇌의 8가지 흥미로운 사실과 몸을 늙게 만드는 습관

하루 꼭 시행해야 할 일들# 한편 몸을 늙게 만드는 10가지 습관

1) 우유와 달걀에 대한 오해

우유는 성장기 아이들에게 꼭 필요한 식품이어서 칼로리가 높을 거라고 생각하는 경우가 많지만, 우유의 칼로리는 생각보다 높지 않으며, 그래도 의심스러울 경우 저지방 우유를 마시면 된다. 생후 1년은 모유를 먹어야 커서 잔병이 없다. 달걀은 노른자가 콜레스테롤 수치를 높인다는 오해를 받고 있지만, 오히려 식욕을 줄여 비만 방지 효과가 있다. 이제부터는 노화예방과 건강관리를 위해 우유와 달걀을 꼬박꼬박 챙겨 드시기 바란다.

2) 기억에 대한 강박관념

강박관념은 사람을 지치고 힘들게 만든다. 기억에 대한 부분은 특히 더하다. 나이가 들면서 점차로 나빠지는 기억력 때문에 건망증에서 치매로 이어질까 봐 전전긍긍하는 사람이 많다. 하지만 모든 것을 기억해야 한다는 강박관념이 생기는 순간 뇌의 노화를 더욱 빨리 부추기는 꼴이 된다. 뇌는 우리가 보는 것을 대부분 걸러낸다. 모든 것을 기억한다면, 정보에 치여 제대로 살 수 없다는 걸 잊지 말아야 한다.

3) 살코기, 닭 가슴살, 생선 대신 간식만 먹는 습관

나잇살을 생각하면 빵과 떡은 포기하는 것이 좋다. 입이 심심한 것을 참기 힘들다면 대신 살코기와 닭 가슴살, 생선 등을 드세요. 쇠고기 살코기에는 지방 연소에 도움을 주는 복합 리롤렌산과 철분이 많아 다이어트에 도움이 되고, 닭고기 역시 칼로리가 적고 단백질과 아연, 비타민B가 풍부해 지방 연소에 효과적이다. 생선류도 저지방 식품이면서 양질의 단백질과 미네랄이 풍부해 피부에 탄력을 준다.

4) 옛날 사람의 옛날에 멈춘 사고와 행동

나잇살을 만드는 것은 세월이 아니고, 그 세월로 인해 점차 고루해지는 생각과 마인드, 젊은 세대보다 '어른'이라는 마음으로 점잖게 행동하려고 노력하고, 아랫사람이 먼저 행동하기 전에는 절대 먼저 나서지 않는 행동은 나잇살의 주범이다. 보다 젊게 살고 싶다면 영원히 청년일 것처럼 10~20대

들처럼 움직여야 젊어질 수 있다.

5) 영양제만 끼고 사는 행동

나이가 들면 모자란 영양분과 비타민을 채우기 위해 각종 영양제를 챙겨 먹게 되는데, 먹는 것도 좋지만, '안티에이징의 묘약' 이라고 불리는 우엉을 먹어보시라. 우엉은 '이놀린' 이라는 성분이 함유되어 있어 몸 안에 남아도는 수분을 계속 흡착해 부종을 개선하는 데 효과가 있다. 뿐만 아니라 식이섬유도 풍부해 장 활동을 도와 변비가 개선되고, 얼굴에 부기가 빠지며 V라인을 되찾을 수 있다.

6) 피부 리프팅에만 열을 올리는 자세

잔주름과 잡티 하나 없이 깨끗하고 맑은 피부는 동안의 상징이다. 하지만 피부에만 신경 쓰다가는 동안 소리듣기가 점차 어려워진다. 깨끗하고 맑은 눈동자와 하얀 치아 역시 동안의 조건이다. 나이가 들수록 눈은 쉽게 붓고 처지기 일쑤고 피로로 인해 출혈이 잘되며 맑았던 흰자가 점차 탁해진다. 치아 역시 제때 치아치료를 받지 않고 방치하면 누렇게 변색이 된다. 치아와 눈에도 신경 써 보시라.

7) 뜨끈한 곳만 좋아하는 취향

몸이 차가워지면 우리 몸은 지방을 생성하는데 냉증은 잘못된 생활습관으로 생기며 증상이 매우 오래가는 편이다. 흔히 몸이 찬 사람은 몸을 따뜻하게 해야 한다고 알고 있지만 이는 잘못된 상식이다. 오히려 몸을 차갑게 해야 몸속부터 따뜻하게 만들 수 있다. 특히 내장지방은 추위에 자극을 받았을 때 더 많이 연소된다. 몸을 따뜻하게 하고 싶다면 셔츠를 풀어 헤치세요.

8) 뜨거운 차만 좋아하는 취향

커피나 차처럼 뜨겁게 마시는 음료는 체온을 높여 피부의 수분을 증발시키며 노화를 유발한다. 노화를 방지하고 싶다면, 약간 찬물을 마셔요. 차가운 것을 마시면 우리 몸은 스스로 온도를 맞추기 위해 교감신경을 자극해 지방을 연소시킨다. 쉽게 배탈이 나거나 과민성장증후근이 없다면 적당히 차가운 음료를 마시는 것이 좋다. 단, 너무 찬물이 아니 적당히 시원한 물을 마셔야 한다.

9) 과일을 안심하고 양껏 먹는 습관

과일을 마음 놓고 먹어야 된다고 생각한다면 착각이다. 과일에는 탄수화물이 약 10% 함유되고, 대부분 과당이 들어 있어 많이 먹으면 살도 찌고 혈액내 중성지방도 높아진다. 과일 중 단감이나 바나나 한 개의 열량은 100kcal가 넘으며, 수박을 크게 한 쪽 먹으면 거의 밥 반 공기를 먹는 것과 같다. 하루에 1~2접시 이하로 과일들을 고루 섭취하는 것이 좋다.

10) 비싼 천연비타민은 무조건 좋다는 착각

해가 바뀔수록 하루하루 다른 신체의 나잇살을 조금이라도 멀리하고 싶은 마음에 비타민을 찾는 이들이 늘고 있다. 그런데 비타민을 구입할 때 천연인지 합성인지 구분할 필요는 없다. 천연성분으로 만든 것이 더 우월하다고 볼 수 없기 때문이다. 우리 몸속에 들어가면 똑같이 작용하기 때문에 굳이 비싼 제품을 구입하지 않아도 된다. 자신에게 맞는 비타민이 제일 좋은 비티민이다.

11) 걷는 사람은 언제나 건강하다

숨이 찰 정도로 걷기를 꾸준히 한 사람은 뇌기능 및 인지력을 높일 수 있고, 심뇌혈관 건강에 좋은 고밀도 콜레스테롤은 증가하고 몸에 나쁜 저밀도 콜레스테롤은 감소하며 혈압이 내려가고 심장질환, 뇌졸중의 위험이 약 30% 감소한다. 또한 체지방을 줄이는데 2배 이상의 효과가 있고, 우울증 예방으로 자연 항우울제인 엔돌핀이 증가하며 기분을 좋게 해주는 암페타민이 증가된다. 걷기는 당뇨병 예방과 근육을 강화시켜 관절염 증상 완화에 도움이 되고 골다공증도 뼈 강화로 30% 이상 낮아진다.

9) 뱃살을 빼야 건강이 보장된다

현대가 의식주에 걱정 없이 살아가는 세상이다 보니 어떻게 하면, 잘 먹고 잘 입고 즐겁게 살아갈까라는 생각들로 생활 패턴부터가 달라졌다. 좋은 영양식에서부터 몸에 좋다는 건 먼저 챙겨 먹는 세상이다.

전과 다르게 한창 바쁘게 살아가야 할 20~30대에서 비만이 시작되면서 걷잡을 수 없이 몸무게가 불어나 갑자기 뱃살이 찌기 시작하면서 40~50줄에 들어서는 80~90kg이 넘어서기 시작한다.

복부비만은 모든 병의 근원인 성인병의 온상이다. 한번 불어난 비만은 빼기가 어려워진다. 그래서 욕심 많게 먹고 보는 과욕으로 인한 체질을 개선하지 않을 땐 만병의 원흉인 '적취'를 벗어날 수 없다.

그런데다 운동이 필수인데 몸무게가 불어나니 운동하기조차도 싫어진다.

의학계의 발표에 의하면 얼굴이 붉은 사람을 보고 "건강하고 혈색이 좋다."라고 말한다. 그러나 알고 보면 그것은 기(氣)가 막혀서 상가(上氣)된 상태로 심장의 화기(火氣)가 밑으로 내려가지 못하고 신장의 수기(水氣)가 위로 올라가지 못해 생기는 상기증세라 한다. 이 상기증세가 오래 지속되면 고혈압, 숨이 가쁜 증상, 당뇨, 어지럼, 메스꺼움, 두통, 갑상선기능 항진증,

우울증, 불면증, 만성피로가 생긴다.

나중에는 비만인 복부가 단단하게 굳어서 소화불량, 변비, 수족냉증, 생리통, 자궁근종, 암의 원인까지 되기도 한다는 것이다. 한마디로 포식하고 운동하지 않은 원인이 제일 크며 게으른 탓에서 생겨난다. 그런 몸무게가 오래도록 지속되면 만사가 싫어지고 우선 먹지 않고는 못 견디며 그걸 인내하지 못한다. 그 이유는 하체가 상체의 몸무게를 견디지 못해 걷기가 싫어지는 현상에서 온다.

다이어트 체중 감량에는 육류나 가공식품을 멀리 해야한다.

하복부가 무거워지는 현상이 오래 지속되면 하복부가 냉(冷)해지면서 어혈과 습, 담으로 인해 단단하게 굳어져 장의 연동운동이 약해져 숙변, 노폐물, 분비물, 어혈들의 나쁜 기운이 쌓이거나 모여서 기혈(氣血)이 소통되지 못해 결국엔 냉화(冷化)된 병 덩어리가 생긴다고 했다. 동양의학에서는 적취(積聚)라고 하는데 오래돼서 암(癌)세포덩어리라는 말로 적취가 상당히 진전됐다는 의미다. 통계에 의하면 여성은 6명 중 1명이, 남성은 4명 중 1명꼴로 암이 발병한다는 결론이다.

비만인 사람들 대부분이 산성체질로 면(麵)종류나 육류, 희석소주를 폭주하는 데서 생긴다 해도 과언이 아니다. 뱃살을 빼야 하는데 오히려 하복부가 늘어나도 더 먹고 보는 데서 생기므로 인생을 포기하겠다는 거나 다름없다. 몸이 이쯤 불어나면 걱정을 한다 해도 이젠 감당하기엔 역부족인 상황이 된다. 오래 살고 싶다면 정신자체부터 전부를 뜯어고쳐야 한다. 병원의사도 이쯤 되면 큰 문제로 여겨 장기건강계획을 세워야 한다는 당신의 각오를 심어주게 된다.

배꼽 윗부분과 명치를 만져봐서 단단하게 결구가 느껴지면 빨리 병원이 가 봐야 한다. 당뇨병과 중풍환자, 오래된 위장병, 간장병환자는 거의가 상복부(중완)가 돌처럼 굳어져 있고, 차갑게 느껴진다.

어린이들의 배는 말랑말랑하다. 손으로 눌러도 아프기는커녕 간지럽다고 깔깔거린다. 우리 인간의 명치부분은 동양의학에서는 태양신경총이라고 하며 감정선 이기도 하다. 심한 정신적 스트레스, 분노, 쇼크, 미움, 우울증 등의 감정상태가 지속되면 이곳이 꽉 막히게 되어 고통에 시달리게 된다.

최근 30~40대 젊은 층에서까지도 중풍환자가 많이 발생하는 것은 복부가 냉화되어 적취환자가 많음을 방증하는 현상이라고 했으며 가임기 여성 5명 중 1명꼴로 자궁근종현상이 근육층에서 발생하는 양성종양이 발견될 만큼 가임기여성에게까지 흔해진 질병이라 한다. 동양의학에서는 자궁근종을 아랫배가 냉하여 자궁에 기혈소통이 원활하지 못하여 하복부에 어혈이나 노폐물, 습, 담이 쌓인 것으로 본다.

뱃살을 빼기 위해 지압이나 경락 마사지를 받기도 하는데 그 비용이 만만치 않음을 알아야 한다. 옥(玉) 석구를 이용한 '기온열 쾌장운동법'을 배워 뱃살을 빼는 사람도 있으나 우선 먹는 것부터 줄이고 체질개선부터 하겠다는 정신무장이 선결되지 않는 한 비만에서 해방되기는 어려우니 돈 들지 않고 걷는 운동을 꾸준히 계속하는 방법밖에는 없다. 거두절미하고 오래 살고 싶다면, 새벽 맑은 공기를 마시며 몸에 땀이 고일 정도로 걷기운동으로 단련한 후 집에 돌아와 목욕으로 몸을 푼 이후 소식으로 뱃속을 다 비우는 거지훈련을 최소 1년~1년 6개월 정도 거쳐야 한다.

10) 척추 명의(名醫)의 충격적인 고발
#이춘성 아산병원 교수의 양심선언

서울 아산병원 3층 수술실의 이춘성(56) 정형외과 교수는 조각하는 것처럼 살을 째고 파고 벌리고 깎는 작업을 하는 중이었다. 그는 척추 명의로 소문이 나 있다.

그에게 수술을 받으려면, 1년을 넘게 기다려야 한다. 그런 그가 최근 출간한 '독수리의 눈, 사자의 마음, 그리고 여자의 손'이라는 책에서, 의료계의 장삿속인 수술에 대하여 내부 고발을 했다.

척추수술을 많이 하고, 성공률이 어떻다고 자랑하는 병원은, 일단 의심을 하면 된다. 허리 디스크의 80%는, 감기처럼 자연적으로 낮는다. 수술을 안 해도 좋아질 환자에게, 돈벌이를 위해서 수술을 권하는 것이다. 획기적인 새로운 시술법치고 검증된 것이 없다. 보험적용도 안 된다. 결국 환자 입장에서는 돈은 돈대로 버리고, 몸을 몸대로 망가진다.

1) 구체적으로 무엇을 두고 그렇게 참지 못하는가

척추수술만 예로 들면, 한동안 레이저수술이 유행했다. 레이저고열로 디스크를 녹인다는 것이다. 그걸로 좋아질 증상이라면 가만 놔둬도 좋아진다. 오히려 시술 때 발생하는 고열로 주변의 뼈나 신경이 화상을 입을 수 있다.

로봇수술, 몸에 흉터를 안 남긴다는 내시경수술, 5~10분 만에 디스크를 제거한다는 수액성형술 등이 나왔다가 사라졌다. 주현미의 노래 제목처럼, 길면 3년 짧으면 1년이 딱 이것이다. 요즘에는 신경성형술이 획기적인 치료법인 양 퍼지고 있다.

2) 시장에서 수요가 있다는 것은, 그런 수술을 받아본 환자들이 효과를 봤기 때문이 아닌가

신경성형술은 가느다란 관(管)을 몸에 집어넣는데, 그 비용만 200만원이 넘는다. 검증된 적이 없는 이런 시술에 왜 고비용을 물어야 하는가? 이는 우리나라만의 현상이다. 좀 좋아진 기분이 느껴졌다면 시술 전에 맞은 스테로이드주사 효과일

뿐이다.

3) 그들도 같은 전공의사라서, 나름대로의 판단이 있지 않을까?
처음에는 양심을 속이고 한다. 그렇게 3번쯤 반복하면 자신
도 그런 시술이 정말 옳다고 믿는다. 사람은 합리적인 것이
아니라 자기 합리화를 하는 존재라고 하지 않는가.

4) 그쪽 의사들의 반발을 어떻게 감당하려고 하느냐
한때 한 척추 전문병원이 소송을 제기했다가 취소한 것으로
안다. 그런 새로운 시술법을 팔아먹는 쪽에서는 내게 당신이
해봤느냐? 안 해보고서 왜 떠드느냐고 한다.
도둑질이 나쁘다는 것은 어렸을 때부터 배워서 아는 것이지,
꼭 직접 해봐야 나쁜 줄 아는가? 이런 시술은 보험적용 대
상이 되는 순간부터 횟수가 뚝 떨어진다. 요즘 무릎관절 치
료에서 자기 피를 뽑아 주사하는 PRP주사가 난리다. 내 전
공은 아니지만 대학병원의 전공 의사들과 얘기해 보면 이것
도 역시 전혀 검증이 안 됐다.

5) 새로운 시술법을 부정하면, 고전적인 방법이 늘 옳은가
의료행위는 인체를 대상으로 하기 때문에 과학적인 검증과
정이 몹시 중요하다. 어떤 치료법이 행여 몇몇 환자에게 효
과가 있다고 전체 환자에게 효과가 있는 것이라는 생각도 위

험하다.

척추수술은 현미경을 보면서 손으로 하는 것이다. 획기적인 방법으로 좋아질 환자라면 당초 수술을 하지 않아도 좋아질 환자다. 다시 말해 그건 불필요한 수술이고, 차라리 안 하는 게 맞는다.

6) 허리 디스크 대부분은 수술을 안 받는 것이 맞는다는 뜻인가

척추수술은 얻는 것보다 잃는 것이 더 많다. 상업적인 의사는 환자에게 늘 얻는 것만 말한다. 수술을 했다면 목에 굴레가 씌워진 것과 같다. 어떤 예기치 않은 상황에서 다시 문제가 생길 수 있다. 그렇게 재발을 해서 또 수술을 받으면 결과는 더욱 나빠진다.

7) 선생은 어떤 경우 수술을 결정하나

수술을 받아야 할 환자는 꼭 받아야 한다. 가령, 척주관 협착증이나 척추 측만증이 심한 환자는, 수술이 아니고는 방법이 없다. 하지만 노인이 허리 아프다며 수술해 달라고 하면, 감기가 걸렸는데 폐를 잘라내야 하나요? 하고 달랜다. 나이가 들면 허리가 아프게 마련이다.

이를 노화현상으로 받아들이고 운동하면 된다. 어떤 분들은 다른 대학병원들에서도 그랬는데, 여기서도 똑같은 말만 한다며 역정을 낸다.

8) 이번 책에서 광고를 많이 하는 의사, 실적 홍보가 심한 의사. 운동선수나 유명인사를 치료했다고 떠벌리는 의사는 일단 의심하라고 했는데 그 이유는 무엇인가?

흙탕물을 흐리는 미꾸라지는 극소수 의사다. 문제는 그런 의사들이 돈을 잘 벌고 번성하고, 젊은 의사들의 모델이 된다. 이 때문에 의료행위가 왜곡되는 것이다.

9) 그런 의사들의 경력을 보면, 대부분 외국 명문대에서 연수해서 선진의료를 배운 걸로 되어 있는데도 그런가

외국 명문대 병원에서 일주일쯤 어깨너머로 슬쩍 들여다보고 와서는 이력서에 어느 대학 연수라고 쓴다. 특정 수술법 세미나에 참가비를 내고 하루이틀 참석하고도 수술법 연수과정수료라고 한다.

교환교수니 초빙교수도 하나같이 사기다. 외국명문대 병원에서 그런 제도를 운영하지 않는다. 드물게 특정분야의 대가라면 몰라도, 그런 타이틀을 앞세우고 방송에 자주 출연하면, 우리 사회에서 스타의사로 대접을 받는다. 여러분! 척추가 얼마나 중요한지 아시지요? 건강은 건강할 때에 지켜야 합니다. 혹시나 척추로 인해서 고생하시는 분들을 위해서 욕 먹을 각오로 이 글을 올렸습니다.

제 3 부

생활습관과 주변환경

1) 건강을 잃으면 다 잃는다

건강에서 오는 행복의 비결

 식물과 동물의 가장 큰 차이는 '움직임'이다. 식물은 땅에 뿌리를 내려 움직이지 않는 생물이고, 동물은 움직이는 생물인 것이다. 그리고 이 둘 사이에는 움직이지 않는 식물에는 '뇌'가 없지만, 움직이는 동물엔 뇌가 있다는 차이다. 움직이는 동물이기에 운동과 뇌의 밀접한 상관관계를 보여주기 때문이다. 약 5억 4000만 년 전, 생명의 대폭발 속에 원시적인 뇌의 형태를 지닌 원생생물이 생겨났다고 했다.

 우리 인간도 그 진화과정에서 진흙바다 속 '플랑크톤'이 남아 우리 조상이 되어 플랑크톤이 창조한 신경관이 인간 뇌의 원형이라는 사실로 밝혀지고 있다. 그리하여 오늘날 새는 날갯짓으로, 물고기는 꼬리를 휘저으며 헤엄치는 것이지만, 인간은 두 발을 교차하며 걷는 것으로, 자신이 척추동물임을 증명하고 있다. 그 확실한 증거로 2000년 전 창세기 구약성경말씀(1장 26~27절)에 "하나님이 이르시되 우리의 모양대로 사람을 만들고 그들로 바다의 물고기와 하늘의 새와 가축과 온 땅과 땅에 기는 모든 것을 다스리게 하자 하시고, 하나님의 형상대로 사람을 창조하시되 남자와 여자를 창조하시고"이 모든 창조섭리 그중에서도 인간이야말로 하나님 최고의 걸작품이라는 사실이다. 일본 종교인 천리교에서는 인간의 최초의 조상을 진흙바다 속 미꾸라지라고 표현을 했다.

우리 인간의 몸은 생존을 위한 움직임에 가장 적합하게 잘 발달해 왔다. 몸의 움직임은 인간의 유전자에 깊이 새겨진 본능이라 했다. 그래서 하버드대 존 레이디 교수는 인간의 뇌에 대해 30년을 연구한 결과 운동으로 사고할 수 있는 고등동물로 진화했다고 밝혔다. 그러므로 우리는 움직이는 동물로 호르몬의 변화를 이끌어내 신진대사를 좋게 하며 노폐물을 배출시키고, 인체 시스템을 강화한다. 여기에서 운동이야말로 인간들이 지니고 있는 정신건강 최고의 의사라 했다. 그러므로 뇌 건강을 지키는 가장 바람직한 방법은 저마다의 운동이라는 사실이다.

이 세상에 태어난 우리 인간이 건강하고 탈 없이 살고 싶지 않은 사람이 있던가?
나이가 들어가는 노화란 자연스러운 현상이다. 그런 현상을 건강하게 유지하려면 규칙적인 생활습관과 규칙적인 식생활과 걷기운동이 필수다. 여유로운 시간 속에서 마음먹기에 따라 얼마든지 건강관리를 할 수 있다. 그러므로 노년기의 건강은 자기 자신과의 싸움이다.
첫째, 노년의 나이에 접어들면 몸이 쇠잔해지며 초저녁잠이 많아진다. 그땐 자야 한다. 일상적으로 빨리 자고, 빨리 일어나는 것이 건강에 좋다는 게 의학계의 권고다.

둘째, 식생활은 인스턴트 종류인 산성식품은 피하고, 알칼리성 체질로 바꾸는 것이 중요하다. 가령 가공 화학조미료나 햄 종류, 라면 등 산성식품을 피하고, 해조류나 고등어 등 푸른 생선, 채소류로 아침은 임금님 밥상처럼, 낮엔 적당히, 밤엔 소식하며 일주일에 한두 차례 저녁에는 배를 비워 주는 것이 좋다. 아침을 적게 먹고 저녁을 배부르게 잘 먹거나 늦게 잠드는 사람이 병이 많고 빨리 죽는다. 그 이유는 밤에는 배 속을 비워두는 것이 좋기 때문인데 그 반대의 습관이기 때문이다.

셋째, 나이가 들수록 하루 1시간 30분 정도 빠른 걸음으로 걷기 운동과 기초운동은 필수다. 걷기운동이야말로 유산소운동으로 마음의 건강에도 좋은 영향을 끼치기 때문이다. 몸과 마음이 긴밀하게 연결돼 영향을 미치는 것처럼, 의학계나 과학계도 운동이야말로 정신적 촉매제로 가장 좋다고 했다.

박수현 지음 『건강과 행복의 비결』이란 책속에 "운동이 뇌를 바꾼다."고 했다.

정신건강에 유익한 운동으로 이시형 박사는 '세로토닌 하라' 내용에 한 번의 운동으로 뇌에서의 도파민, 세로토닌, 노르아드레날린과 같은 항우울성 물질의 수치를 높이기에 말랑말랑한 두부 같아서 물리적인 심한 운동은 해롭다. 그러나 리드미컬한 적당한 자극은 뇌 활성화로 기능이 좋아진다.

어떻게 하면 될까? 대답은 하나다. 지금 당장 나가서 걸으라는 것, 그러나 그냥 걷기만 해도 세로토닌 분비를 촉진하고 높이는 워킹이 된다. 가슴을 펴고 허리를 반듯하게 그리고 뺨을 스치는 바람 소리, 낙엽 소리와 같은 자연의 소리에 귀 기울이며, 아랫배로 호흡을 하며 걸음에 맞추어 세 번 내쉬고 한 번 들이마시며 걷되 평소 걸음보다 조금 빠르게, 보폭도 조금 넓게 5분 걸으면 15분이 지나서는 최고조에 이른다. 이것이 세로토닌 워킹이라고 설명했다.

운동이 우리의 정신건강에 어떤 유익함을 주는지에 대해 소개하는 내용으로

첫째, 장기간 지속적으로 운동을 할 경우 정신과 치료 만큼이나 우울증에 아주 좋은 영향을 끼친다.

둘째, 운동은 스트레스에 잘 대처한다. 일주일에 세 번 30분 동안 유산소운동을 한 사람과 명상과 같은 긴장완화 요법을 실시한 사람들을 비교한 호주 연구진에서 운동을 한 그룹이 심한 스트레스에 더 잘 견뎠고, 혈압도 더 낮았다고 했다.

셋째, 운동은 조금만 해도 우리의 걱정을 덜어준다. 한 연구 결과 10분 동안 빨리 걷기에서부터 강한 에어로빅 또는 웨이트 트레이닝에 이르기까지 운동량에 관계없이 운동은 불안감을 줄여주는 것으로 밝혀졌다.

넷째, 몇몇 연구에서 규칙적인 웨이트 트레이닝이나 유산소

운동은 수면의 질과 시간을 향상 시켜주는 것으로 나타났다. 이밖에도 왜 우리가 운동을 해야 하는지를 알게 해주는 효과들이 많다.

사람을 세 부류로 나눈다고 한다. 움직일 수 없는 사람과 움직일 수 있는 사람, 그리고 움직이는 사람이다. 나를 건강하게 만들어줄 운동이라는 의사를 언제든지 불러낼 수 있음에도 '움직일 수 있는 사람'으로만 머물러 있는 것은 아닌지 묻고 싶다. 결론은 건강을 잃으면 다 잃는다는 사실이다. 자신의 몸은 자신이 만들기에 달렸다는 확신이 절대 필요하기에 백문이 불여일견(百聞이 不如一見)이라 했듯, 백 번 듣는 것보다 한 번 보고 실천하는 것만 못하다는 사실이다.

몸 중에 제일 게으른 것이 눈(眼)으로 저 많은 일거리를 어찌다 할까? 걱정할 때 몸속에 제일 부지런한 손과 발이 다 해치운다고 했다. 뇌(腦)는 인간의 건강을 지켜주고 지휘하는 총사령부다.

2) 잘 먹고, 잘 자고, 잘 싸면 그게 천복(天福)이다

옛말에 '잘 먹고, 잘 자고 잘 싸면 그만'이란 말이 있다. 장이 튼튼하면 뭐를 먹어도 소화가 잘되지만, 그러지 못하면 큰 고통이다. 아무리 돈이 많아도 건강이 허락지 못하면 만사가 무용지물이다. 또한, 밤에 편한 잠자리는 자고 난 아침이 상쾌하지만 불면증에 밤을 보내면 몸의 균형을 잃고 탈이 생긴다.

한세상을 살아가는 동안 사람에겐 5복(五福)이란 게 있다. 건강, 처복, 돈복, 일복, 친구(友) 복이다.

첫째, 태어날 때 선천적으로 난치병인 경우는 어쩔 수 없으나, 자기 건강을 잘 지킴이 으뜸이다.

둘째, 평생을 동반할 배우자를 잘 만나야 한다. 서로가 아끼고 이해하며 양보하려는 정신.

셋째, 태어난 분복(分福) 되로 정직하게 노력하며, 번 돈으로 욕심 없이 평안한 여생을 보낼 수 있다.

넷째, 일이 있어야 나태해지질 않고, 생활의 리듬도 있으며 직업이라는 보람을 갖고 건강도 유지된다.

다섯째, 진실로 나를 알아주는 '참된 벗' 셋만 있으면 위기에서 외롭지 않고 일생 성공한 사람이다.

최근 의학계의 발표에 의하면, 하루에 귀를 수차례 잡아 당겨주는 것이, 장수에 척결이라고 했다.

필자는 어린 시절, 고향에서 한약방을 하시던 할아버지께서 가르쳐주신 말씀을 지금까지 잊지 않고 실천하고 있다. 수명장수 부귀용맹(壽命長壽 富貴勇猛)하시고, 수복이 다남자(壽福多男子)하시고, 수부강녕(壽富康寧) 하옵소서… 세 번 하고 난 뒤, 손쉬운 기구로 매일 머리 전체를 10여분 정도 살살 두드려 주고나면 머리가 맑아지고 시원해져 뇌 건강에 아주 좋은 느낌이 든다. 그래서인지 이 늘그막에도 이목구비(耳目口鼻)가 온전하고, 아직까지도 돋보기 안경이 필요 없다.

나이가 들어가며 곱게 늙어가기란 여간 어려운 일이 아니다. 만일 병 없고, 탈 없이, 곱게 늙어 갈 수만 있다면 그거야말로 천수를 누릴 천복을 타고난 사람이다. 그만큼 곱게 늙기란 참으로 어려운 일이다. 늙음과 낡음은 글자로는 한 글자 차이지만, 늙음이 곧 낡음이라면 삶이 곧 '죽어감' 일 것이다.

개똥밭에 뒹굴며 살아갈망정 이승이 저승보다 낫다는 속담같이 어렵게 살아갈망정 이승이 좋다고 했다.

무병장수란 선천적일 수도 있지만, 나이가 깊어갈수록 자신이 느끼는 정신 상태를 바로 갖는 일이 무엇보다 중요하다. 나태하거나 개으름에서 탈피하고 자기 몸을 많이 움직이며 걸어야 한다. 그러기 위해서는 규칙적인 걷기 운동은 필수다. 그리고 언제나 평온한 몸가짐으로 활달한 성격의 소유자라야 하고, 평범한 습관인 평정심과 규칙적인 일상을 잘 유지하는 것이 중요하다.

나이가 들어갈수록 건강과 행복의 비결은 걷는 운동이 자신의 뇌(腦)를 바꾼다. 뇌는 운동을 위해 태어났고, 운동을 위해 발달돼 왔다는 결론으로 운동은 움직여 걷는 것이다.

그리고 자신 안에 쌓인 초조감을 없애고 매일 1km는 반드시 걷고, 하산 시를 잘 조절해야 한다. 노년의 즐거움을 함께 나눌 수 있는 남녀 간 대화나 부부간에도 스킨쉽 등은 생활의 활력소를 가져다주고, 매사에 위축되지 않으며 자신감 있는 활력소로 황혼기의 즐거움을 이어가기 때문이다.

장수식품으로 비빔밥이 가장 으뜸이라고 한다. 비빔밥에 들어가는 각종 나물들은 부족한 영양소를 보충해줄 뿐만이 아니라 제각각 지닌 재료의 장단점을 잘 보완해주는 궁합이 잘 맞는 최고의 음식이다. 그리고 노인들일수록 녹차를 많이 마셔야 하고, 생선이나 어묵이 참 좋다.

필자의 경우, 아침 식사를 맛있게 먹고, 낮에는 과일류나 커피는 하루 한 잔과 녹차를 즐겨 마시고, 저녁은 일주일에 한두 번 금식을 한다. 주로 알칼리성 식품인 콩류나 김과 채식이나 생선을 즐기는 편이다.

또한, 호두가 알츠하이머(노인성 치매)의 원인 물질인 베타아밀로이드가 뇌에 쌓이는 것을 억제시키는 것을 미국 캘리포니아 주립대학 식품 영향학과 로저 교수가 쥐의 실험결과로 확인했고, 밤에 잠을 못 이루는 데는 잠들기 1시간 전쯤 '호두'가 제일이라는 놀라운 효능을 발표했다.

노후를 가리켜 지금 세대는 70부터라고 말한다. 그래서 노후란 인생 마지막 황혼기다. 지는 황혼 노을은 참으로 황홀하고 찬란한 빛이다. 세월이 흐르고 흘러 인생의 황혼기에 접어들면, 지난날의 많던 일들을 후배들에게 맡기고 편안한 노후의 인생 설계를 짜며 자유로운 자신들만의 영역을 만들어야 한다.

필자의 경우 배움엔 정년이 따로 없듯 건강이 허락한다면, 죽는 날까지 여한 없이 글 쓰다 가고 싶다. 여유로운 시간에는 여행을 즐기자. 70줄까지의 여행은 늦다기보다 멋진 황혼길 인생 그대로일 것이다. 그러나 80줄에 접어들어 발이 후들거릴 땐, 먼 거리 여행은 삼가야 한다. 필자가 이민 갔던 휴양지 FIJI 싱가토카에서 유럽인들이 늙어감이 아쉬워 비키니 차림으로 아장아장 손잡고 걷는 모습이 너무 안쓰럽게 보여서다. 유럽인들 열에 일곱은 여행을 즐기다 죽고 싶다고 대답했다.

우리나라에서도 이젠 생활여건이 좋아진 이상 노년을 즐기다 가야 한다. 고독과 외로움은 암보다 무섭다. 언제나 비상금은 만들어 뒀다가 쓰임새 있는 사람과 시간을 만들어 나서봄도 좋은 생각이다.

보람 있는 여생이라면 부부 이상 없겠지만, 그렇지 못할 땐 마지막을 함께 즐길 수 있는 분이 있다면 그것도 알뜰한 생각이다. 몸은 늙어도 영혼은 늙지 않는다고 하지 않았던가?

독서를 게을리 마라. 내 고집만 부리면 노망한 사람으로 여긴다. 마음을 비워야 곱게 늙는다. 자신의 몸을 병과 친해져라. 심신이 맑고 깨끗해야 어디서나 대접받는다. 언제나 즐거우면 열흘이 편안하다. 어제는 이미 흘러갔다. 시간 관리를 잘하라. 매일의 기초운동이야말로 돈 안 들이는 최고의 선물이다. 자기 몸과 언제나 잘 타협하라. 나이 들어 병 없이 편하게 보내는 사람이 불과 0.2%라 했다.

　노년의 강점은 삶의 통찰력과 지혜를 잘 구사하는 요령과 감정조절로 마음의 평정심을 갖는 일이다. 또한, 노년의 신앙생활은 성숙한 삶의 활력소가 되는 동반자다. 노년기의 삶이란 마음먹기에 따라 천국과 지옥이 갈릴 수 있기에 세상을 언제나 아름답게 봐야 한다. '개똥밭에 뒹굴어도 저승보다 이승이 낫다.'는 현실을 깨닫도록 삶의 정신을 바로 갖는 지금의 실천은 자기 몫이다.

3) 걸을 수 있을 때가 내 인생이다

#건강과 행복의 비결은 걷기운동에 있다. 걷고 또 걷자.

　한 세상을 살아가는 우리 인간은 누구나 자기 몸을 잘 지켜가며 건강하게 오래도록 살기를 바라지만, 마음과 뜻대로 되지 않는 게 인생사다. 그러다 보니 건강하게 살아가는 사람이 있는 반면, 식물인간이 되어 하루하루를 고통 속에 보내야 하는 사람도 많다. 요는, 내 몸을 내가 억지로 할 수 없다고 자인해 버리지만, 그건 잘못된 생각이다. 내 몸은 내가 만들 수 있다는 사실이다.

장수의 비결이 선택적으로 타고나는 유전자에 있는 것이 아니라, 평소에 자신이 매일 생활하는 습관이나 관습에 있다는 사실을 먼저 알아야 한다. 그러므로 인생은 두 발로 아무 탈 없이 걸을 수 있을 그때까지가 진정 당신의 인생인 것이다. 오늘을 즐길 줄 모르는 인생은 다시는 되돌릴 수 없는 과거가 될 뿐이다. 오늘을 열심히 살고, 오늘에 최선을 다한 하루를 만들어야 한다. 그러기 위해서는 걸어야 한다. 오직 잘 걸을 수 있을 그때가 바로 당신의 인생인 것이다.

미국 보스턴 의대에서 100세 이상 장수하는 분들을 연구한 토머스 펄스 교수는 일상의 먹는 것이나 관습적인 행동과 스트레스에 대한 대처법을 잘 몰라서 병이 유발되는 확률이 높다고 주장했다. 미국의 흑인 대통령이었던 버락 오바마는 스포츠에 대한 열정이 대단해서 하루 90분씩 거의 매일 헬스클럽에서 운동을 하며 보좌관으로부터 그날의 일정을 보고받을 정도였다. 그는 체력의 한계를 시험하는 살인적인 선거운동기간에도 피로를 견딜 수 있었던 원동력은 바로 운동이었다고 했다.

복잡한 현대 생활에서 자신과 싸워 이기려면 걷기운동은 필수적인 일과다. 몸이 건강할 때 두뇌회전도 빨라져 정확한 판단을 내릴 수 있다. 건강을 잃으면 다 잃는 것이다. 필자의 경우, 과거 60세 이전 젊은 시절엔 질서 없는 생활습관으로 몸이 만신창이가 돼 수차 사경을 헤맨 이후부터 지금에 이르기까지 새벽 산책에서부터 시작해 90이 다 된 오늘에 이르러서야 체력을 되찾아 살맛을 느낀다. 요는 한 모금의 물이 생명수이고 대자연을 걸을 수 있을 그때가 내 인생이란 사실이다.

아내와 매일 집 뒤 보은사(寶恩山)길을 거르지 않고 새벽 5시 30분이면 나서 피톤치드 맑은 공기를 마시며 여명의 아침이 열리는 때면 기초운동까지 1시간 40여분을 걷고 돌아오다 보면 아침 밥맛이 꿀맛이라 임금님 밥상 차림이지만, 낮엔 과일류로 적당히 먹고, 저녁은 일주일 한두 번 배를 비워 버린다.

2020년 6월 27일 제3회 강진동호인(해남, 영암)도보등산대회(보은산~솔치~우두봉~일봉산~산태봉~까치내재~금곡사)까지 장장 3시간 30여분 동안 439m의 정상등반과 5.2km의 위험한 능선까지 소화하며 종착지 금곡사에 안착했을 때 김상은 산악회장이 최고령 참여자인 필자를 소개 격려해주신 일을 잊을 수가 없다. 2022년 10월 1일 국군의 날에는 월출산 국립공원으로 경포대~삼전 암 터 천왕봉(809m)명승 길과 또 다른 둘레길 천황사~누릿재~경포대를 3시간 넘게 최고령자로 참여해 무사히 마치자 김상은 산악회장을 비롯하여 같이 동행했던 황용필 교수와 이동근 전 강진농업기술센터 소장 그리고 작천 면장이셨던 안금식 님 외 많은 동호인들의 격려를 받기도 했다.

맨 처음 표현했듯 걷는 두 발의 운동이야말로 의사가 필요 없는 천연치료제다. 병들어 후회치 말고 지금 당장 걷기부터 실천하시라. 걷는 것만이 만병통치약이다.

 일주일에 5일, 하루 30분 정도 걷는 것만으로 건강을 유지하
는 것이 과연 가능한가?

 걷기를 장기간 하는 것은 달리기와 같은 '고강도운동' 을 단시
간 하는 것보다 효과가 뛰어나다고 한다. 걷기를 계속하면 고
혈압, 심장병, 당뇨병 뇌졸중 등 암의 예방을 넘어 치료에까지
적지 않은 영향을 미친다는 사실이다. 1주일에 5번 최소 30분
걷기는 놀라운 치료법의 효과를 아래에서 확인했다.

1) 걷기로 새 삶을 찾은 사람

 걷는다는 것은 단순하고 기본적인 움직임 같지만, 한 걸음을
떼는 순간, 우리 몸속에는 200여개의 뼈와 600개 이상의 근
육이 일제히 움직이기 시작하고, 모든 장기들이 활발히 활동
하게 된다.

 이성수 할아버지(102세 전남 보성)는 복덕방을 운영하며 지
금도 읍내를 다닐 때 차를 타지 않는다. 세 살 때부터 걸었다
고 하니 한 100년은 걸어 다닌 셈이다. 할아버지의 반나절
걸음 수는 3594보 즉 2,5km에 달했다. 할아버지의 건강 나
이를 측정해봤는데, 다리근력 테스트에서 놀랍게도 보통
60~70대의 근력을 갖고 있었다. 종합적인 검사결과, 총체
적인 신체적 연령 수준은 80세 전후에 해당했다.

2) 걷기를 실천하라

장수촌의 기본조건은 산간지방지형의 기복이 심해서 많이 걸을 수밖에 없고, 공기가 맑은 환경조건이다. 얼마나 많이 걷고 움직이느냐가 장수와 직결된다는 것을 뒷받침해준다.

미 시사주간지 TIME도 얼마 전 '뛰지 말고 걸어라"(Waik, Don't Run)라는 제목의 기사를 실었다. 1주일에 다섯 차례 하루 30분씩 걷기가 건강의 필수요건이라고 한다. 세계보건기구(WHO)도 걷기는 각종 성인병에서 벗어날 수 있는 필수운동이기 때문에 매일 30~40분 정도의 걷기를 권고하고 있다.

3) 걷기에 대한 몇 가지 궁금증

8자 걸음은 발목과 척추에 무리를 주기 때문에 삼가야 한다. 뒤로 걷기는 뒤쪽의 근육을 사용하기 때문에 관절염예방에 도움이 된다. 단, 넘어질 확률이 높기 때문에 뼈가 약한 노인들은 주의해야 한다.

또 러닝머신 위에서 걷는 것보다 땅을 딛고 걸어가야 가장 효과적이다. 부득이 러닝머신을 이용할 경우는 발판을 10도 경사지게 하고서 걸으면 효과적이다.

아침과 저녁, 어느 때 걷는 것이 더 좋은가? 걷기를 포함한 장기간 저강도 운동은 아침보다 저녁이 좋다. 저녁 7시 무렵의 운동이 가장 효과적이다. 특히 당뇨환자는 야간운동을 해야 효과적인 혈당조절이 가능하다. 성인병 환자는 아침운동을 피해야 한다.

4) 빨리 걸으면 혈압이 떨어진다. 고혈압환자가 1주일에 반드시 1시간 이상 속보로 걷는 운동을 하면 혈압이 떨어지는 것으로 나타났다. 일본 국립건강, 영양연구소와 국립요양소 중부병원이 제시한 연구결과 빠른 걸음으로 걷는 운동을 하면 혈압이 확실히 내려가는 것으로 확인됐다고 밝혔다.

걷고 또 걷자, 틈나면 걷자.

　인생 70에 걷지 못하면 끝장이고 비참한 인생 종말을 맞게 된다. 걷고 달리는 활동력을 잃는 것은 생명유지능력의 마지막 가능성을 잃는 것이다. 걷지 않으면 모든 것을 잃어버린다. 다리가 무너지면 건강이 무너진다. 오늘 내가 열심히 걸을 수 있다는 것이 당신의 건강을 확실히 보장하는 바로미터다.

　무릎은 10개의 관절 중에서 가장 많은 체중의 영향을 받는다. 평지를 걸을 때도 4~7배의 몸무게가 무릎에 가해지며 부담을 준다. 따라서 이 부담을 줄이고 잘 걷기 위해서는 많이 걷고 자주 걷고 즐겁게 걷는 방법밖에 없다. 건강하게 오래 살려면 우유를 마시는 사람보다 유유를 배달하는 사람이 되라. 더 이상 무슨 설명이 필요한가. 언제 어디서나 시간 나면 무조건 걷자.

　동의보감에도 보약보다 식보(食補)요, 식보보다 행보(行補)라

했다. 서 있으면 앉고 싶고, 앉아있으면 눕고 싶은 여든의 나이, 누우면 약해지고, 병들게 되지만, 걸으면 건강해지고, 즐거워진다. 질병, 절망감, 스트레스, 모두 걷기가 다스린다. 필자와 아내가 강진의료원에 가 2018년에 골다공증 뼈 건강수치를 체크해 봤더니 50~60대 정도라는 결과가 나와 기뻤다.

실상 인간의 인체야말로 중요치 않은 부분이 없다. 전신이 연결돼 있어 손에 가시 하나만 찔려도 아프듯 몸 전체가 연결고리로 돼 있다. 그중에서도 인간 몸을 제일 많이 움직이는 '다리'의 중요성은 한마디로 다리가 튼튼하면 병 없이 오래 살 수 있다는 얘기이다. 사람의 다리는 기계의 엔진과 같아 엔진이 망가지면 자동차가 굴러갈 수 없듯, 사람도 늙어가면서 가장 걱정해야 하는 것은 머리카락이 희어지는 것이 아니라 하반신 다리와 무릎이 불편하여 거동이 어려워지는 것을 먼저 걱정하게 된다.

장수하는 노인들은 걸음걸이가 바르고 바람처럼 가볍게 걷는 것이 특징이다. 두 다리가 튼튼하면 천수(天壽)를 다할 수 있다. 두 다리는 몸무게를 지탱하는 데 고층의 기둥이나 벽체와 같다. 사람의 전체 골격과 근육의 절반은 두 다리에 있으며 일생 동안 소모하는 에너지의 70%를 두 다리에서 소모한다고 한다. 그러므로 허리 아래 관절의 뼈가 몸 전체를 이끈다.

사람의 몸에서 가장 큰 관절과 뼈는 다리에 다 모여 있다고 했다. 젊은 사람의 대퇴골은 승용차 1대의 무게를 지탱할 수 있는 힘이 있으며 슬개골(膝蓋骨)은 자기 몸무게의 9배를 지탱할 수 있는 힘이 있다고 한다. 대퇴부와 종아리 근육은 땅의 인력과 맞서 싸우고 있으며, 늘 긴장 상태에 있으므로 견실한 골격과 인체의 '철의 삼각'을 형성하여 중량을 지탱하고 있다.

두 다리는 사람의 교통수단으로 다리에는 온몸에 있는 혈액의 절반이 흐르고 있다고 한다. 그러므로 두 정강이가 튼튼하면 경락이 잘 통하여 뇌의 신경과 소화기 계통들을 비롯하여 각 기관에 기와 혈이 잘 통하게 된다고 했다. 특별히 넓적다리의 근육이 강한 사람은 틀림없이 심장이 튼튼하고 뇌 기능이 명석한 사람이라고 했다. 그러므로 걷기 운동과 종아리 주무르기는 많이 해줄수록 좋다.

우리나라 농촌의 억척 어머니들은 새벽부터 종일 밭에 앉아 장시간 일을 하다 보니 자신도 모르게 고 관절뼈의 균형이 벌어지고 허리가 굽어지면서 걷는 자세가 불규칙하게 된다. 또한, 허리 아래 중량보다 배꼽 위 중량이 많이 나가면, 다리 하중을 견디기 어려워 허리 디스크나 무릎 병이 많아진다.

발 연구 전문의학자는 걷는 모습만 봐도 그 사람의 건강상태를 가늠할 수 있다고 했다. 70살이 넘은 노인들이 한 번에 쉬지 않고 400m를 걸을 수 있다면 그렇지 못한 또래의 노인들보다 6년 이상 더 오래 살 수 있다고 어느 전문의가 발표했다. 노인들이 멀리 걷고, 걷는 속도가 빠르고 바람과 같이 가볍게 걸으면 건강하게 장수할 수 있다고 했다. 노쇠는 다리에서부터 시작된다는 결론이다.

옛말에 수노근선고(樹老根先枯)이고 인노퇴선쇠(人老腿先衰)라는 말은 나무는 뿌리가 먼저 늙고 사람은 다리가 먼저 늙는다는 뜻이다. 걷기보다 자동차를 많이 이용하는 사람은 빨리 죽겠다는 신호탄이다. 서양인의 경우 육식 위주라서 몸무게로 하여 다리 하중이 견디지 못해 생겨나는 갖가지 질병의 비중이 65% 이상 대부분이라는 조사결과가 있다.

노인들의 뼈가 잘 부러지는 가장 큰 이유가 고골두(股骨頭)가 괴사(壞死)하기 때문이다. 통계에 따르면 고관절이 골절된 뒤에 15%의 환자가 1년 반 안에 죽는 것으로 나타났다.

그렇다면 어떻게 해야 다리를 튼튼하게 할 수 있는 걸까? 쇠는 단련해야 강해진다. 쇠붙이를 불에 달구어 망치로 두들겨서 단단하게 만드는 것과같이 많이 걷는 것 이상은 없다. 쉽게 표현하여 칼을 만드는 무른 쇳덩어리를 불에 달구어 수백, 수천 번을 망치로 두들겨야 명검이 탄생되는 거와 같이 사람의 다리도 많이 걷고 단련해야 더 튼튼해진다.

참고로 필자가 과거 도검(刀劍)회사 전무로 재직 당시 부평 공장 공원을 데리고 일본 교토(京都)에 가 칼날을 강하게 만드는 '야끼' (담금질) 기술(애도시대 때부터 장인으로 전통 있는

곳, 도검업체에서 한 달간 수작업으로 달궈 두드리는 방법을 습득시켜 와 그 칼을 청와대에 장군검으로 납품했던 경력이 있다.) 일본에서 담금질해 만든 칼은 한마디로 평생을 써도 칼날이 살아있음을 확인했다. 우리 인체의 다리도 단련하는 가장 좋은 방법은 좋은 환경에서 오직 많이 걷는 운동이왼 없다.

50대에는 하루에 1시간~1시간 30분 내외로 걷고, 60대에는 하루에 40분에서 1시간 정도 걸으며 70대부터는 하루에 1시간 정도 무리하지 않는 범위에서 매일 의무적이어야 한다. 돈이 들지않는 걷는 운동이야말로 아무리 강조해도 부족하다. 허벅지 근육이 튼튼하면 당뇨와 고혈압도 저절로 없어진다.

4) 잠 잘 자는 방법과 일어나는 방법

마음이 먼저 잠들어야 육체도 잠든다. 〈이명우 박사의 말〉

1) 근육(筋肉)을 느슨하게 해준다. 잠을 잘 땐, 똑바로 눕는 것보다 왼쪽 모로 눕되 두 다리를 굽혀 근육을 느슨하게 해주는 것이 좋다. 이 자세로 자게 되면 취침 중에도 소화가 잘되고, 심장의 압박을 주지 않아 잠든 동안 쌓인 피로도 풀리며 혈액순환이 잘된다.
2) 잠자기 전에 절대로 화내지 마라. 수면상태가 되는 과정은 체

온과 혈압이 조금씩 떨어지는 과정이라고 볼 수가 있다. 하지만 화를 내거나 근심 걱정을 하게 되면 체온도 올라가고, 혈압도 높아진다. 결국, 화는 잠을 못 들게 하는 원흉이다.

3) 잠자리에 누워 근심하지 마라. 근심을 하게 되면, 정신이 더욱 깨어나 잠들기 어렵다. 또한 동양의학에서는 근심이 쌓여 '화병' 이 된다고 말한다.

4) 잠자리에서는 잠자는 것 말고 딴 짓은 하지마라. 잠자리에 누워 책을 읽거나 TV를 본다거나 말하는 등, 다른 일을 하게 되면 '잠자리=수면' 의 등식이 깨진다. 잠자리에 누웠을 때는 잠을 자는 것이라는 규칙을 몸 안에 알려 주어야 한다.

5) 잠자기 전에는 음식을 먹지 마라. 음식을 먹으면 위는 소화활동을 시작하고 장으로 옮겨 흡수한다. 때문에 잠자기 전 음식을 먹으면 위를 움직이는 자율신경계는 쉬지 않고 움직이게 된다. 한마디로 피곤을 풀지 못하는 것이다.

6) 머리를 항상 시원하게 하라. 머리는 양(陽)의 기운이 모여 있는 곳이므로 시원하게 해주어야 좋다. 머리를 시원하게 해주면 정신이 맑아지고 두통이 생기는 것을 방지한다.

7) 입을 벌리고 자지 말아야 한다. 자는 동안에는 침의 분비가

적어진다. 이때 입을 벌리고 자게 되면, 입안이 마르고, 심장 부근에 수분이 부족해진다. 입을 벌리고 자는 대부분의 사람은 코에 문제가 있다.

8) 얼굴을 이불로 덮지 말아야 한다. 잠잘 때 이불을 머리끝까지 덮게 되면 산소가 부족해져 여러 문제를 일으킨다. 감촉이 좋은 이불이면 잠자리가 편안해진다.

9) 이불은 꼭 덮어야 한다. 잠자리에서는 자신의 체온을 그대로 유지하는 것이 중요하다. 사람의 체온은 수면상태에 빠지면 떨어지므로 체온 보호를 위해 이불을 꼭 덮어야 한다.

10) 베개의 높이는 6~9cm가 바람직하나. 부드럽고 보온성이 좋은 2~2.5kg 정도 무게의 이불이면 더욱 좋다.

참고로 필자는 1분 내로 잠들어버린다. 옆으로 누워 잠자기 시작할 때 큰 숨을 두세 차례 반복하면 그냥 쉽게 잠든다. 항상 잠이 많은 편이나 잠을 줄이고, 한밤에 일어나 사색하며 글을 쓰기도 한다.

이렇게 하여 잠을 잔 후 일어나서
1) 우선 잠에서 깨어나면 팔을 머리위로 쭉 뻗치면서 기지개를

길게 켠다.

2) 그리고 손바닥을 빠르게 비벼 열감을 느끼면 양손바닥으로 얼굴을 세수하듯이 마찰하며 기분 좋은 느낌을 느낄 때 필자는 반드시 하나님께 오늘 하루를 허락하여 주셔서 감사하다는 기도를 드린다.

3) 새로 시작된 하루에 감사하고 기분이 아주 좋다고 느끼도록 하고 상쾌한 하루 일정을 시작한다.

물과 당신의 심장

잠자리에 들기 전에 물을 마시면 밤에 깨어나야 하기 때문에 자기 전에 물을 마시고 싶지 않다고 말하는 사람들이 많다. 심장병전문의의 답은 사람이 서 있을 때는 다리가 붓는데, 중력에 의해서 물이 몸 아래로 끌어당겨 있게 해놓고 있기 때문이다.

사람이 누워 있어 (다리 등이) 콩팥(신장)과 수평이 되게 되면, 그때에 콩팥이 물을 제거하기 쉽기 때문에 그 일(밤 오줌)을 한다. 사람의 몸에서 독소를 세척하는 데(씻어내는 데) 최소한의 물이 필요하다. 물 마시는 시간을 제대로 잡으면 물이 몸에 주는 효능을 최대한 살릴 수가 있다.

일어나자마자 3잔의 물

몸 체내의 기관들이 깨어나게 하는 데 도움을 준다. 식사하기 30분 전에 1잔의 물은 소화를 촉진시켜준다. 목욕하기 전에 한 잔의 물은 혈압을 내려준다. 잠자리에 들기 전의 물은 자는 중에 오는 다리 경련을 방지하는 데 도움이 된다. 당신의 다리 근육이 수화(물)를 필요로 하기에 경련을 일으켜 당신을 깨우는 것이다. 하나님이 주신 생명은 단 한 번의 선물임을 깨우쳐라.

5) 낮잠에 대하여

평소에 우리가 신경이 예민해져 낮잠을 자면 저녁에 잠을 자는 데 지장이 있다고 말하는 사람이 많은데, 그럼에도 불구하고 낮잠을 자는 것이 왜 중요한가에 대해 알아본다.

스위스 로잔대 연구팀이 한 연구에서 성인 3462명을 대상으로 5년간 추적조사를 했더니 낮잠 자는 습관을 가진 사람들이 심장마비, 뇌졸중, 신부전증, 심혈관질환 등 모든 혈관질환의 위험률이 거의 절반인 48%까지 감소했다. 그 증거로 수축기혈압이 5.3~6 떨어진다고 했다.

한편 서울대학교 연구소와 조선일보가 공동으로 기획한 조사보고에 의하면, 전국의 100세인 72명을 인터뷰한 결과 놀랍게도 하루 평균 9시간 잠을 자며 절반 이상(76%)이 낮잠을 자는 것으로 나타났다. 매일 낮잠을 잔다는 사람은 54%, 간혹 낮잠을 잔다는 사람은 22%였다.

미국 하버드의대와 아테네의대의 연구팀은 낮잠을 자는 사람이 심근경색에 걸릴 확률이 30%나 더 낮다는 등 낮잠이 심장질환 발병률을 크게 낮춘다는 실험결과를 발표했다.

일본 국립정신 신경센터의 다카하시 기요사 박사팀이 낮잠과 알츠하이머성 치매의 관계를 조사한 바에 의하면 30분 이하의 낮잠을 습관적으로 취하는 사람은 그러지 않는 사람에 비해 알츠하이머성 치매에 걸릴 위험이 3분의 1정도로 떨어진다는 사실을 알아냈다고 한다.

미국과 독일 그리고 이스라엘에서 연이어 실시한 연구에 따르면 인간의 신체는 생물학적으로 오후에 짧은 숙면을 취하도록 프로그래밍되어 있다고 한다.

미국 브라운의대 연구팀은 인간의 뇌는 오후 1시에서 5시 사이에 일정 시간 낮잠을 필요로 한다는 연구결과를 발표한 적이 있다. 특히 머리를 많이 쓰는 직업을 가진 사람이나 쉽게 피로를 느끼는 사람의 경우 낮잠을 통한 휴식은 필수적이라고 했다. 그 사실을 증명하는 필자를 예로 들어본다.

젊을 적부터 현재에 이르기까지 여유시간엔 바둑을 취미로 둔다. 현재의 바둑수준은 인터넷 넷마블 바둑 아마 5단까지 두고 있으나 피로가 겹치거나 할 때면 지는 확률이 더 많다. 여기에서 나타난 결과로 볼 때 낮잠을 자고 난 뒤 맑은 정신일 때 바둑을 두면 나도 모르게 승률이 높지만, 낮잠을 안 잤거나 피로가 겹칠 때 바둑을 둬보면 지는 확률이 더 많게 나타난다. 평소 낮에는 낮잠을 30분 정도 자는 편이며, 저녁에는 8시면 잠들어 11시면 습관적으로 일어나 새벽 3시경까지 글 쓴 뒤 다시 잠들었다가 5시면 일어나 산행을 한다. 잠자리에 누우면 언제나 1분 내로 잠이 든다.

낮잠을 자는 유럽인이나 남미인이 그러지 않는 북미인보다 스트레스를 덜 받는다고 한다.

5분간의 낮잠은 보약 10첩의 효과가 있다고 말하는 사람도 있다. 동의보감에는 "사람이 낮잠을 자지 못하면 기(氣)가 빠진다."고 했다. 낮에 5분이나 10분 정도라도 잠시 수면을 취하면 밤에 두세 시간 자는 것과 같은 효과가 있는데 이것을 마이크로수면(Micro sleep)이라고 한다.

낮잠은 단기기억을 장기기억으로 전환하는 데 도움을 주는 등 기억력을 향상시킨다.

보통 기억력은 오전 중에 가장 좋고 오후에도 오전과 같거나 그 이상의 기억력을 유지할 수 있다는 게 일본의 다카시마 데쓰지 분의 말이다. 하버드대 심리학과 새라 메드닉 연구팀은 1시간 정도에 불과한 짧은 낮잠이 밤새 자는 잠 만큼이나 정신

활동에 유익하다는 연구 결과를 발표하기도 했다.

낮잠을 잔 사람들은 낮잠을 자지 않은 사람들에 비해 학습과 기억능력이 뛰어나다는 것이다.

또 다른 연구결과에 의하면 초당 수면(4~20분정도)을 취하고 난 사람들은 아예 잠을 자지 않은 사람보다 실수를 15%까지 덜 한다고 한다. 결국 낮잠은 두뇌를 맑게 하고 창조력을 높이기도 한다.

최근 미국에서는 아예 강력 낮잠(power Nap)이라는 낮잠시간을 공식적으로 주는 회사들도 생겼다.

NASA, 구글, 나이키는 '낮잠 자는 방'을 준비해서 20분 정도의 낮잠을 장려하고 있다.

낮잠은 창조적 상상력을 불러일으키는 의식과 무의식이 만나는 시간이다. 낮잠 잠깐 자는 것으로 돈도, 특별한 시간이나 노력도 들이지 않고 심혈관질환과 뇌혈관 질환을 절반으로 줄인다면 못할 이유가 없다.

낮엔 15~20분 정도 짧은 낮잠을 권하는 직장이 생겨남은 좋아 보인다.

뉴로 사이언스에 따르면 낮잠을 오래 자는 것을 권하지 않으나 대개 15분 이상을 넘기지 말라고 권한다. 30분을 넘으면 델타파수면상태에 들어가므로 다시 정신 차리기가 어렵고, 야간시간을 방해하여 수면주기에 영향을 미칠 수 있기 때문이다(알람이 울리도록 설정해 놓을 것).

침대에서 자지 말고 의자에 기대어 잠깐 눈 붙이면 되므로 절대로 어려운 일이 아니다. 프랑스에서는 정부차원에서 '15분 낮잠 자기'를 법으로 정해놓고 캠페인을 펼친 바 있고, 미국 뉴욕에서는 얼마 전 "낮잠을 팝니다."라는 문구를 내건 '낮잠 전문점'이 등장하기도 했다는 뉴스다.

오늘부터 매일매일 오후에 살짝~살짝 챙겨 주무세요. 그런 후 개운한 정신으로 무병장수하세요.

6) 전자레인지가 인체에 왜 해로운가

두 개의 멀쩡한 식물이 있다. 한쪽은 전자레인지에 끓인 물을 식혀서 10일 동안 줄 식물이고, 다른 쪽은 그냥 가스 쪽 불에 끓여서 식힌 물을 준 것이다. 생수가 아니고 가스 불에 끓여서 식힌 물을 준 것이다.

9일 뒤에 다음과 같은 결과가 나왔다. 전자레인지에 끓인 물을 준 식물을 작살났다. 레인지가 DNA를 완전 파괴시켰기 때문이다. 또 전자레인지에 물고기 밥을 데워서 주면 금붕어가 바로 죽는다. 당신이 매일 전자레인지에 끓인 물에다 커피를 타 마시면 어떻게 될까? 한마디로 알게 모르게 서서히 죽는다. 너무도 무서운 사실이지만, 이것은 입증된 사실이다. 그 의미는 현대문명의 이기적 양면성이다.

사람의 생명체조직들과 뇌 조직은 전기적 성질 및 자기적 성질을 띠는 자석 성을 가지고 있는데, 전자레인지를 거친 물은 우리 몸의 그러한 생체성(전기성, 자기성)을 없애버린다는 의미이다. 결론적으로 말하면, 전자레인지를 통과한 물은 화분의 식물을 열흘도 안 되어 죽게 만든다는 이치와 같다.

결론적으로 전자레인지를 쓰면 안 되는 이유?

당신이 전자레인지로 물을 끓이거나 음식을 계속 익혀서 먹고 있다면 아래와 같은 현상이 발생한다.

1) 뇌 조직 및 뇌기능을 파괴한다. 2)호르몬의 분비를 멈추게 한다.
3) 우리 몸은 전자레인지에 의해 생겨난 알 수 없는 부산물을 걸러낼 수 있는 능력이 없다.
4) 그로부터 생기는 부산물은 영원히 남아 해를 끼친다.
5) 우리 몸에 필요한 미네랄, 비타민 등 영양소가 변형되거나, 몸에 해로운 성분으로 변질된다.
6) 야채를 전자레인지에 익히면 암을 유발하는 괴 물질을 만든다.
7) 위암 또는 소장암을 유발한다.
8) 혈액암 유발 물질을 만든다.

9) 면역 시스템을 파괴한다.

10) 기억력을 감퇴시키고 집중력을 떨어지게 하며 정서불안을 야기하고, 지적 능력을 감퇴시킨다. 삶거나 굽거나 찐다는 것은 음식에 화기가 열기를 가하는 과정이지만, 이때 음식의 분자는 바뀌지 않는다. 단지 뜨거워 질 뿐이다.

그러나 전자파가 가해지는 과정은 전혀 다르다. 분자가 정신 없이 움직여 마찰을 일으키면 이 마찰열로 식품의 온도가 상승하고, 이 과정에서 음식의 분자구조가 '왜곡' 되는 것이다. 유전자를 조작할 때에도 이 전자파를 이용한다는 사실이며 전자파가 새로운 유전자를 끼워 넣기 쉽도록 분자구조를 힘겹게 하기 때문이다. 전자파는 음식의 구조를 바꾸고 자연 상태에서는 생기지 않는 새로운 분자를 만들어 낸다.

이런 현상에 대해 1989년에 실린 논문은 전자레인지로 데운 유아용 우유에서 전이 아미노산이 무영양상태로 전환되는 현상을 보고했다. 또한, 전자파에 노출된 프롤린이라는 아미노산은 신경계와 신장에 해로운 형태로 바뀐다는 사실이 알려졌다.

스위스에서 진행된 임상연구에서 전자파로 조리한 식물을 섭취한 사람에게서 산소를 신체부위로 전달하는 역할을 하는 헤모글로빈의 수치가 낮아지는 현상을 발견했다. 또 러시아에서는 1976년부터 사용을 금지해 왔는데, 식품의 질을 분석해본 결과 전자레인지로 조리할 경우 육류와 유제품, 과일 체소에서 발암물질이 형성되며, 특히 뿌리채소에서 세포를 파괴하고 암을 유발하는 유리기의 함량이 증가한다는 사실을 확인했다. 알칼로이드, 글로코시드, 갈락토시드, 니트릴로시드 등의 식물성 영양소가 감소했다.

전자레인지는 영어로 Microwave Range(물 분자에 마이크로파를 가하여 짧은 시간에 고열이 발생토록 하는 조리기) 즉, 극초단파를 발생시켜 물 분자가 서로 충돌하여 열을 얻는 방법으로 물 분자가 깨지게 된다. 실험을 해보니 자연의 산물인 식물이 자연에는 없는 해괴한 물을 주니 당연히 받아들이지 못하고 죽게 되었다는 것이다. 사람이 먹는 음식물이나 약 등을 전자레인지에 넣어 조리하거나 데워 먹는 우를 범하지 말아야 하며 집에 있는 전자레인지를 과감히 버리거나 찜질팩 데우는 용도로만 쓰자. 웬만하면 전자레인지를 안 쓰는 것이 가장 좋다. 거기서 나오는 전자파를 인간의 몸으로 맞는다는 이유는 빙산에 일각에 불과하다.

1) 혈액을 데울 때는 전자레인지 사용을 금하는데 어떤 간호사가 레인지로 데웠다가 수혈 받은 환자가 그 즉시 사망하고 말았다.

2) 전자레인지로 데운 음식은 콜레스테롤이 엄청나게 증가한다. 놀라운 것은 야채를 태웠는데도 거기서 엄청난 콜레스테롤 수치의 증가를 보인다는 것이다. 전자레인지의 가열로 인하여 야채에서 콜레스테롤이 증가하는 이유는 아직도 정확히 밝혀지지 않고 있다.

3) 러시아는 전자레인지 제품이 처음 나왔을 때 국가공인 연구소가 이를 시험하고, 무기한 판매를 금지하였고, 30년이 지난 최근에는 그게 풀렸는데, 왜 풀렸는지? 이유의 설명조차도 없다. 이 국가 공인 연구소는 당시 전자레인지에 관하여 외부 다른 상업회사로부터 압박도 받지 않았고, 그냥 연구하고 제품을 내놓으려다 충격을 받고 중지하였다(수입없이 러시아 기술로 전자레인지 제조가 가능했음. 쉽게 말해 이제 제품에 대해 클레임을 걸 이유가 전혀 없었음). 결국 1976년 전자레인지 제조와 판매가 소련에서 금지되었고, 30년간 해금이 되지 않았다. 아래는 1957년 당시 소련연구소가 내놓은 연구 자료다.

1) 전자레인지로 조리한 고기에서 발암물질로 유명한 D-니트로소디에타놀아민이 검출되었다.

2) 전자레인지로 유유와 곡물을 데우자 발암성을 띤 아민산이 생성되었다.

3) 마이크로파는 클로크시드와 갈락토시드(해동 시 냉동과일

의 성분)의 분해 작용도 변화시켰다.

4) 생야채, 조리된 야채, 냉동야채는 마이크로파에 짧게 노출된 것만으로도 식물염기의 분해 작용이 변화되었다.

5) 뿌리 야채 등에 함유된 특정 미네랄분자구조에서 발암성 유기기가 형성되었다.

6) 전자레인지로 조리한 식품을 섭취한 사람은 혈액에서 발암성세포가 더 많이 생성되었다.

7) 식품성분이 화학적으로 변질되면서 암 성장에 대항하는 면역성이 약화되고, 림프계에 장애가 일어났다.

8) 마이크로파를 쐰 식품은 영양가가 눈에 띄게 줄어들었다. 식품들이 '구조적인 파괴의 가속화' 현상이 보인다.

이유는 아래와 같다.

전자레인지에는 유전자식물 변형에 이용되는 마이크로파와 거의 다르지 않다고 할 수 있다. 그러므로 전자레인지의 마이크로파는 음식의 온도만 상승시켜주는 것이 아니라 음식의 '화학적 유전적 변이'를 일으키는 것으로 추정되고 있다. 다른 표현으로 하면 전자레인지에서 나오는 마이크로파는 원자, 분자, 세포까지 큰 영향을 받아서 작살이 난다. 음식구조는 파괴되고, 변질이 일어난다. 마이크로파를 받은 세포는 1초에 1억 번이나 1천억 번을 요동치며 흔들어 버린다. 아무 영향이 없을 수 없는 굉장히 치명적인 '무기'로도 가능하다.

유전자 변형에서는 이 마이크로파를 세포막 뚫는 데(천공)사용한다. 동식물 곡식을 다량으로 생산하기 위하여 만든 유전자 변형 곡물을 먹는 동물들이 엄청난 부작용과 돌연변이를 양산했던 것과 비슷한 계열의 일이 전자레인지에서 일어나고 있는 것이다.

이 러시아 보고서는 서양에 무시되거나 알려지지 않았고(혹은 의도적으로 무시), 한 스위스의 과학자가 이러한 내용을 전파했다가 스위스 가전업체로부터 고소를 당하여 엄청난 피해를 보고 입을 다물었다.

그곳이 스위스의 법원이라는 점. 그런데 현재 스위스 법원은 시간이 꽤 많이 흘러간 뒤에 그 과학자의 의견이 옳다고 판결을 뒤집어 스위스 가전업체가 배상하라는 판결을 내렸지만, 이 사건이 이후 크게 보도되지도 알려지지도 않았다. 심지어는 신문기사까지도 거의 나오지 않았다는 사실이다.

상업회사의 플레이는 꼭 언론을 끼고 한다는 특징이 있다. 유럽이나 일본에서는 이미 전자레인지가 식품에 아주 위험한 제품이라는 인식이 생겨서 불로 데우는 경향을 보이고 있다. 가장 큰 문제는 아이가 먹을 우유를 전자레인지로 데운다는 것이 정말 위험한 행동이라 했다.

정확하게 아직도 연구 중이지만, 전자레인지 사용은 가급적 줄이고 특히나 아이들에게 먹일 음식은 결코 레인지에 데우지 않기를 개인적으로 추천한다.

원인을 알 수 없는 인간의 돌연사에 관한 연구에서 이러한 문제가 부상하고 있다. 음식물의 독성이 체외로 방출되지 못하고 강펀치 한 대를 맞듯이 '가버리는' 것도 큰 핵심으로 떠오르고 있는 것이다. "눈에 안 보이는 체내 독성물의 폭발"이 있을 수 있다는 가설을 세우고 연구하고 있다.

운동을 안하면 누적의 정도가 심해진다. 이 체내 독성물질이 누적돼 폭발하면(뻥하고 터지지 않지만) 그 자체가 아닌 심혈관 형질의 변화로 심각한 독성을 내포하여 누적될 수 있다고 한다.

결론은 운동과 좋은 산소마시기 그리고 자연스러운 식재료와 자연스러운 조리방법이 그 대처 방안일 뿐 아니라 특히나 어린애들은 컴퓨터와 핸드폰에서 나오는 전자파가 굉장히 유해하다는 것이다. 최근 발표에 의하면 어린이나 청소년들이 심하게는 머리 맡에 두거나 몸에 품고 잠드는 것이 크게 위험한 짓임을 뉴스에서 들은 바 있다. 부모들은 아이들이 꼭 그런 것을 멀리 두고 자도록 버릇을 들여야 한다.

오늘날 돈 많은 분들이 마트에 가 먹고 싶거나 사고 싶은 것 싹쓸이해 냉장고 속에 몇 달이나 가득 채워두고 꺼내서 조리해 먹는 걸 보고 유행어가 "냉장고가 병장고로 변했다"고 했다. 냉동에서 오래된 재료를 전자레인지로 갑자기 볶아 조리해 내놓고 있으니 그게 독을 먹는 것이 아닐까 염려된다.

우리는 오늘날 현대를 살아가며 주위의 무서운 독과 함께해 가며 아무렇지도 않게 살아가고 있지만, 한번쯤 멀쩡하던 사람이 하루아침에 죽었다는 안타까운 일이 남의 일이 아니라는 사실을 느껴봄직도 하다.

오늘 하루도 건강관리에 소홀함 없이 살아가주시길 응원합니다.

자연치유사 1급 건강관리사 자연치유학과 박철호 교수의 글임을 밝힌다.

7) 모든 질병은 대기오염과 혈관 막힘에서 온다

#마음을 잘 터는 사람이 오래 산다.

이 지구상에는 대기오염이란 게 인간과 함께 공존한다. 오염 이란 말 그대로가 인간에게 해로운 먼지 즉 티끌이란 뜻이다. 중국에서 날아오는 황사(黃砂)현상이 공장 굴뚝에서 바람을 타고 날아오는 해로운 먼지를 막기 위해 마스크를 써야 하듯 이 세상에서는 대기오염으로 인간들이 알게 모르게 많이 죽어가고 있다.

바다의 물고기들도 크고 작고를 불문하고 이물질을 걸러내는 아가미가 있고, 인간이 타고 다니는 자동차에도 필터라는 것이 있듯, 인간에게도 숨을 쉬는 곳에 코털이 있다. 또 우리가 살아가는 집안에도 빗자루나 먼지를 막는 방충망 등 청소용구가 있다.

시골사람들이 모처럼 도시에 가 오래 머물다 보면 목이 칼칼해져 가래가 많아지며 고통을 견디지 못해 다시 시골로 내려가 버린다. 그 이유가 나쁜 대기오염 때문이다. 그처럼 대자연속에는 탄소동화작용으로 공기를 맑게 해주는 피톤치드 나무들이 많아 오염된 세상을 정화시켜준다. 산속에 살아가는 자연인들이 좋은 공기를 마시고 산속에서 흘러내려오는 오염되지 않은 미네랄이 가득한 생수를 먹은 후 생사를 오가며 죽어가던 사람이 다시 살아나는 이들을 많이 본다.

이처럼 우리 인간은 밤낮으로 수화풍의 혜택으로 살아가지만, 이 대자연의 고마움을 모르고 살아가기 때문에 오만 질병에서 허덕이게 된다. 우리 인간이 먹는 식생활에서부터 병을 유발하는 각종 해로운 이물질속에서 현대생활을 하며 살아가야 하는 고통을 안고 있다.

왜 인간의 몸에서 병의 생겨나는 것일까? 그 이유는 간단하다. 인간의 몸속혈관에 흐르고 있는 나쁜 피 어혈(瘀血) 때문이다. 어혈은 핏속의 나쁜 이물질과 함께 혈관을 타고 다니며 병을 유발시킨다. 막힌 혈관이 정화되면 병은 자연스럽게 사라진다. 단순한 대답이지만, 이 말에 반대할 사람은 아무도 없다.

수도관이 세월 따라 노후하면 이물질이 끼어 서서히 막히듯이, 사람의 인체도 나이를 먹어가면서 혈관이 점점 어혈(瘀血)로 막히게 된다. 어혈을 깨끗이 없애는 방법은 집안에 쌓인 쓰레기를 밖으로 내다 버리는 거와 같이 어혈도 몸 밖으로 버리는 것만이 건강해지는 비결이다.

집안에 사흘만 청소하지 않으면 많은 먼지가 쌓이듯 매일같이 청소를 해 집안을 맑고 깨끗하게 정화시켜야 하듯, 인간의 눈에 보이지 않는 많은 미세먼지까지 빨아들이는 진공전기청소기로 돌려보면 그 미세먼지 찌꺼기가 떡같이 뭉쳐 나오듯, 우리 인체도 그와 마찬가지이다.

집안을 청소하는 방법으로 쓸기, 닦기, 먼지 털기, 환기시키기, 청소기 돌리기, 불태우기 등등이 있듯 우리 인간의 몸속을 청소하는 방법도 마사지, 반신욕, 단식, 운동, 찜질 등 여러 가지가 있다. 혈관 속 어혈 쓰레기를 내다 버리는 의학적인 방법은 수없이 많다.

인체에 이런 불순물 즉, 어혈이 쌓여 신부전증 같은 것에서부터 죽음에 이르는 사람을 많이 본다. 그래서 최근 현대의학에서는 심한 환자에겐 몸속에 피를 바꿔주는 투석(透析)으로 일주일에 2회 정도 하는 일이 일반화되어 있으나 그 인내란 참기 어려운 고통이다. 피를 다시 좋은 피로 바꿔주는 일이다.

우리 인체에서 신장의 어혈을 150~200cc만, 제대로 뽑아낸다면 그런 환자의 생명이 6개월 혹은 길게는 3년에서 20년까지도 연장된다는 게 의학계의 발표다.

수많은 모세혈관들이 막히는 이유는 어혈 때문이다. 어혈은 죽은피나, 혈전, 피떡같이 혈관을 막고 흐르지 못하도록 하는 상태의 쓰레기 피라는 사실이다. 혈압이 높아지거나 혈관 어느 부위가 갑자기 막혀 뇌졸중이나, 중풍에 걸리는 사람이 이에 속한다.

혈관이 열리게 하는 유일한 방법은 어혈을 없애는 것뿐이다. 즉 고속도로와 같이 혈관이 깨끗해야 면역력이 높아진다. 침술로도 막혀진 혈류를 풀어주고 있지만, 근본적으로 어혈을 풀어 혈관을 활짝 열어주면 오장육부가 원기를 얻어 100세 넘게 건강할 수 있다. 모든 병의 근원은 혈관의 막힘에 있다. 막힌 혈관이 열리면 자연스럽게 모든 병은 사라진다. 이 말에 반대할 사람은 아무도 없다.

그 치료법 중에는 양약, 한약, 침술 같은 방법도 많지만, '부항단지'로 어혈을 빼내버리는 방법도 있다.

혈관순환이 잘되면 백혈구가 왕성하게 순환되어 악성 바이러스 침투가 어려워 감염이 될 수 없다. 곧 면역력이 강해졌다는 사실이다. 정혈요법(精血療法)은 약물이나 의료장비를 사용하지 않고 자연스러운 원리의 하나로 모든 병을 고치고 예방할 수 있는 민간요법이다. 이 방법은 가장 정직하고 수많은 혈관의 막힘을 기초부터 뚫어주는 정확한 과학적인 치료요법이라 할 수 있다. 혈관 속에 어혈만 제거해버리면 인간의 모습 자체가 젊어지고, 얼굴이 활짝 열려 예뻐진다.

현대의학에서 가장 무서워하는 것이 순환성질병이다. 이 모든 것은 피가 오염되고 찌꺼기가 발생하면서 인체의 수많은 모세혈관을 막아서 피의 흐름을 방해하여 생기는 병이기 때문에 고혈압은 치료하지 못하고 위험도를 낮추는 역할밖에 못한다.

몸(모세혈관)속에는 집안에 먼지쓰레기를 버려야 하듯이 몸속 쓰레기를 버려버리라는 말이다. 그 검은 어혈(쓰레기)덩어리를 청소하여 막히기 전에 수도관처럼 몸 밖으로 치우는 방법밖에는 없다. 병원에서는 이 방법을 잘 알면서 사용하지 않고 투석이 전부다.

수십억 개의 모세혈관 혈액이 흐르는 동맥 모세혈관 정맥을 통과하는 혈관 3형제 중 어느 곳 한곳에서라도 혈관이 막힐수록 혈압은 높아지고 피 흐름(혈류)의 속도는 빠르다. 마치 강폭이 좁은 곳에서 물살이 빨라짐과 같다. 예를 들어 음식의 맛을 보는 콩팥이 고장 나면 100가지 병을 유발하듯 골다공증 혹은 퇴행성관절염의 원인 그 모두도 모세혈관의 막힘에서 온다. 몸의 항체는 백혈구로 악성 바이러스 균이 침투하면 잡아먹는다. 피가 나빠 버리면 아무리 영양가 있는 음식을 먹어도 소용없다.

그러므로 어혈을 몸 밖으로 치워버리는 방법이 가장 쉽고 확실한 처방이다. 어혈을 무더기로 뽑아서 눈으로 확실하고 생생하게 보여줄 수 있는 방법은 어렵지가 않다는 사실이다. 현대인의 사망률 1위가 대사성질환(代射性疾患)이다. 그것은 모세혈관에 피가 흐르지 못하게 방해하는 때문이다.

혈액순환이 잘되고, 피가 맑아지면 모든 질병이 없어지고, 얼굴도 변신한다. 어혈이야말로 피 찌꺼기(쓰레기) 혈전 콜레스테롤의 노폐물이기 때문이다. 찌꺼기를 없애는 일은 죽은 사람도 살리고 모든 불치병도 아름답게 변신될 수 있다. 이 방법이 이해되면 중병도 고칠 수 있는 의사가 된다. 몸속에 어혈을 쉽고 확실하게 내다버리는 방법으로 진공압력(흡입력)을 이용해 20분 안에 다 마칠 수 있다.

그에 따른 기구로는 3가지(2mm침, 부항 컵, 나쁜 피를 닦아내는 솜)가 있는데 의료기상에서 쉽게 구할 수 있다. 그 방법이 어려우면 의료 기구상에 문의하면 지도 받을 수 있다. 병이 오기 전에, 병이 더 커지기전에, 미리 예방하는 것이 가장 좋다.

그러나 그보다 더 중요한 사실은 자신의 나쁜 마음을 잘 터는 사람이 장수한다. 마음속이 오염돼 있으면 절대 장수할 수 없다. 필터란 먼지를 터는 청소기다. 청소기로 집안 쓰레기를 버려야 하듯 몸속 쓰레기도 우리 몸에서 내다버려야 사는 날까지 병 없이 살아갈 수 있다. 어혈이 막히기 전에 깨끗한 수도관 정혈요법(正穴療法)으로 어혈을 제거하면 혈액순환이 잘되어 뼈와 근육이 살아나 100세까지 무병장수할 수 있다. 그런 한 분이 일본에서 오랫동안 정혈요법을 공부하고 돌아와 현재 목포에서 95세의 노령임에도 불구하고 강의를 하거나 무병장수로 편히 살고 계시다. 국가참전유공자로 필자의 저서로 인연되어 친히 지내는 권오연 씨이지만 의료시술자격증이 없어 안타깝다.

8) 박승복 샘표 회장의 건강체험담

　박승복 씨는 '샘표식품'의 회장이다. 올해 98세의 박 회장은 피부가 50대 정도로 깨끗하고 평소에 피곤을 전혀 모르고, 약 30년간을 병원에 간 일도 없고 약을 먹어본 적도 없다는 건강한 체질이다.

　지금도 주량이 소주 2병, 위스키, 1병 고량주 1병이란다. 1922년생인 박 회장이 가장 많이 듣는 말은 "녹용이나 인삼 드세요? 무엇을 드셔서 그렇게 건강하세요?"라고 한다.

　그의 답은 늘 같은데 아무거나 잘 먹는다. 운동도 전혀 안 한다. 골프, 등산은 커녕 산책도 시간이 없어서 못한다. 그만큼 하루가 바쁘다는 말이 전부다.

　중국과 일본 등지에서 온 30~40대 바이어들과 술로 대적해도 지지 않는다. 노인이라고 얕봤다가 큰코 다치기 일쑤란다. 병원에 가본 기억이 30년 전으로 건강에 자신이 있지만, 옛날에는 그렇지 못했다. 사업상 술자리가 많다 보니 만성위염과 위궤양에 시달렸다.

　1980년 일본 출장 때 함흥 상업학교 동기였던 일본인 친구가 "식초를 먹으면 숙취가 사라지고 피로도 없어진다."고 알려줬다. 믿을 수 없어서 일본 서점에 가서 식초의 효능과 복용법에 대한 책을 사서 읽어보고 '아하' 바로 이거구나 했다. 귀국 후 식초를 마시기 시작해서 지금까지 계속하고 있다.

3일을 마셨더니 변비가 없어졌다. 나만 그런가 해서 주위 사람들도 마시게 했더니 모두 같았다. 한 달을 꾸준히 마셨더니 피곤한 것을 모를 정도가 됐고, 석 달이 지나니 지긋지긋하게 따라다니던 만성위염이 감쪽같이 없어졌다.

\# 박 회장이 말하는 식초 먹는 법은 1회에 식초 18cc(작은 소주잔으로 1/3)에 냉수를 묽게 타서(100~150cc)식후에 하루 3번 마신다(합 54cc를 하루 세 번 마신다). 공복에는 속이 쓰리고 소화에 지장이 있으니 식후에 반드시 마시라고 한다. 냉수 대신 토마토 주스를 타서 마셔도 좋다.

식초는 사과식초가 좋으며, 너무 진한 식초는 피하고 흑초는 식초성분이 35% 정도로 양을 늘려 사용한다. 그리고 요즘은 청정원에서 나오는 홍초식초도 마신다고 한다.

박 회장은 사과식초와 흑초를 즐겨 마신다. 박 회장은 식초가 피부에도 좋고, 흰 머리카락도 방지해준다고 했다. 그는 염색을 하지 않았어도 앞머리만 약간 희다.

박 회장의 근황이 알려진 후에 평소 알고 지내던 60~70대 사람들이 만나면 대하는 태도가 싹 바뀌었다. 전에는 가벼운 목례만 했는데 이젠 깍듯이 90도로 허리를 굽혀 인사한다.

방송과 신문을 통해서 94세인 것을 알았기 때문이다. "회장님이 그렇게 나이가 많으셨어요? 제 또래로 알고 있었습니다." 하며 놀라기 일쑤란다.

식초는 우리 몸을 이렇게 건강미로 변화를 준답니다.

베이징 육군 종합병원 천후이런 교수는 암 예방에 뜨거운 파인애플 물이 당신의 평생을 보장할 수 있다고 했다. 다시 말해 뜨거운 파인애플 물은 암세포를 죽일 수 있다. 얇게 자른 파인애플 2~3조각을 컵에 넣고 뜨거운 물을 부으면 알칼리성 물이 되며, 매일 마시면 누구에게나 좋다.

뜨거운 파인애플 물은 항암물질을 분비하는데, 이것은 의학에서 가장 최근에 개발된 효과적인 암 치료법이다. 뜨거운 파인애플 과일은 낭종이나 종양을 죽이는 효과가 있다. 모든 종류의 암을 고칠 수 있다는 것이 증명되었다. 뜨거운 파인애플 물은 알레르기의 결과물인 신체의 모든 세균과 독소를 죽일 수 있다.

파인애플 추출물이 들어있는 약의 종류는 단지 폭력적인 세포들을 파괴할 뿐, 건강한 세포에는 영향을 미치지 않는다. 또 파인애플 주스에 들어있는 아미노산과 파인애플 폴리페놀은 고혈압을 조절할 수 있어 혈관의 막힘을 방지하고 혈액순환을 좋게 하고 혈전을 줄일 수 있다고 했다.

9) 92세의 황칠나무 전도 봉사자의 건강한 나눔 정신

최대홍 어르신은 완도 약산면 단동 태생이지만, 현재는 강진 도암면 망호마을에 거주하며 그곳 야산에 황칠나무를 많이 심어 39년을 애지중지 키워오며 수액을 채취해 400여명 이상의 분들에게 무료로 봉사하신 황칠전도사이시다. 더 놀라운 사실은 92세의 나이에도 기(氣)가 철철 넘치듯 노익장을 과시하며 건강하게 살아가시는 강진의 자랑스러운 분이시다.

또한, 이 어르신은 지난 2001년 6·25전쟁참전유공자로 강진지회를 창립하신 분으로 유공자들의 복지를 위해 조례를 만드는 데 크게 기여한 공로로 2012년 보훈처장 표창을 받았다.

한국전쟁 막바지인 1953년 여수수산학교 졸업과 동시에 학도병에 지원하여 19세의 나이로 참전, 종전 이후에는 간부후보생 교육을 받고 1954년 육군소위로 임관, 10년간 군 생활을 마치고 중위로 전역한 이후에도 예비군 서울 용산구 남영동 중대장을 맡아 8년 동안 국가에 기여하신 분이시다.

퇴직 이후 강진에 돌아와 도암면 망호마을 한 야산 중턱 가우도와 강진만의 해풍과 풍광이 좋은 곳에 황칠나무를 심어 40년간 가꾸었다. 특히 황칠나무는 우리나라에서 자생하는 천연보호림으로 황칠나무에서 채취한 수액은 당뇨와 간(肝)기능 개선은 물론 동맥경화나 노화를 예방하고 혈관의 피를 맑게 청소 순환시켜 주는 탁월한 심신안정의 기능을 갖고 있다. 특히 세스퀴테르펜이라는 성분을 함유하고 있어 인간의 초조와 불안감과 스트레스를 해소하는 데 탁월한 약리효과가 되는 것으로 알려졌다.

황칠나무의 수액성분

황칠나무의 수지액과 에텔아세테이트 용액을 섞은 다음 교반 추출한다. 이를 여과하여 감압 농축하여 얻은 농축액으로 시험관에서 분취한 결과 전향성분인 세스퀴테르펜(Sesquiterpene)류로 대부분이 무색투명한 액체이며, 효능은 강력한 항산화물질로 체내의 유해산소(활성산소)를 제거하는 효과를 발휘하여 세포의 노화를 방지한다. 이 성분은 식욕자극, 구토와 설사치료, 열과 오한치료에 효과적이다.

황칠나무의 종합적인 효과분석

1) 정혈작용

황칠은 혈액내 몸에 나쁜 이물질 콜레스테롤을 감소시킴은 물론, 몸에 좋은 콜레스테롤은 증가시키는 등, 피를 깨끗이 청소하고, 혈액순환을 원활하게 한다. 따라서 당뇨, 고혈압, 중풍, 뇌혈관, 동맥경화, 관상동맥질환, 고지혈증, 총콜레스테롤 과다, 중성지방, 편두통, 생리불순, 손발 저림, 손발 냉증, 머리를 맑고 가볍게 하는 작용을 한다.

2) 간(肝)기능 개선

황칠은 해독, 영양소의 대사, 저장작용을 하는 생명유지에 불가결한 장기인 간의 기능을 증진한다. 숙취해소로 간 손상 보호, 만성피로, 각종 해독작용, 간경화, 지방간, 간염, 과산 화지질감소, 무기력하고 의욕이 없을 때, 아침 일어났을 때 가뿐해진 몸, 장거리 운전에 도움을 준다.

3) 항산화작용으로 황칠은 노화방지, 피부미백(멜라닌 생성 억제), 주름 방지 등의 효과를 줄 수 있다.

4) 황칠은 뼈와 치아의 기능을 증진시키고, 뼈를 만드는 조골세 포의 증식을 돕는다. 그래서 충치, 치주질환, 골다공증, 관절 염에 효과를 줄 수 있다. 한 연구결과 뼈 강도의 증가 효과를 보였다고 한다.

황칠나무는 동아시아, 중앙 남아메리카 등지에 약 75종이 자 생하고 있지만, 우리나라에서 자생하는 황칠나무가 으뜸이라 는 설명이다.

특히 이 어르신은 황칠나무 하나로 반평생을 바쳐오며 중병 에 고통 받는 이들을 위해 무료봉사를 해 오신 분이다. 평소 건 강관리에 관심이 많아 약초들을 공부하다가 자연스레 황칠나 무의 가치와 효능에 폭 빠져 자신을 갖게 되었다고 했다. 이분 에게 경제적인 이익으로 황칠사업을 함께 하자며 권하는 사람 도 더러 있었으나 다 거절했으며 돈에 집착하지 않고 노년에 남을 위해 봉사하며 공유하고 싶다는 순수한 신념이 오늘에 이르렀다고 한다. 또한, 최대홍 어르신은 아직까지도 건강을 잘 유지하며 6·25 참전위의 부사관 연합회 전남도지부장으로 재직중인 열정적인 분이시다.

10) 하버드대가 추천한 '장수건강' 6가지

노화와 장수분야에서 세계 최고권위자인 데이비드 A 싱클레어 교수는 "장수유전자로 늙지 않고 젊어져요."라고 말한다. 우리는 지금까지 인간 노화와 죽음을 자연스러운 현상으로 여겨왔다. 그러나 "노화도 엄연한 질병이고 이를 예방하고 치료할 기술이 개발되면 극복할 수 있다."라고 주장했다.

연구결과의 핵심은 "장수유전자의 활성화다." 인간을 비롯한 모든 생명체가 생존~진화하게 해준 세포내 '생존회로'를 잘 유지관리 적응시킴으로써 결국 세포들이 노화하지 않고 장수할 수 있다는 것이다.

이런 젊은 세포들은 인간이 젊었을 때는 잘 걸리지 않지만, 늙어서 잘 걸리고 결국 죽음으로 인도하는 많은 성인질환에 근본적으로 대처할 수 있는 '힘'을 보유하게 된다는 것이다.

25년 장수연구의 결정판인 『노화의 종말(LIFESPAN: Why We Are-and-Why We Don't Have To)』중에서 건강하게 장수하는 법 6가지를 추려 소개한다.

1) 적게 먹어라

고대 그리스 히포크라테스도 종교적 단식도 건강측면에서 확실히 긍정적이다. 영양실조에 걸리라는 말이 아니다. 절식 (단식)을 통해 우리 몸을 더 자주 결핍상태에 두는 것이 분명히 우리 건강과 장수에 좋다. 일본 장수촌인 오키나와인들이 본토사람들에 비해 열량섭취가 20~30%가 적다는 사실을 비롯해 수많은 연구를 통해 "영양실조 없는 열량 제한이 장수로 이어진다."는 것을 소개했다.

2) 때때로 단식하라.

간헐적 단식은 혁신적인 새로운 건강방식이다. 중국 장수촌인 바마야오족자치현 주민들은 하루 중 대개 16시간 이상 음식을 먹지 않고 지낸다고 한다. 이른바 '주기식 단식'이다. 줄곧 굶는 것이 아니라 그 시간 중 일부만 허기지게 함으로써 우리 생존회로를 활성화시키는 것이다.

현재 가장 인기 있는 방법은 아침을 거르고 점심을 늦게 먹는 것이다(16:8). 또 일주일에 이틀은 열량을75%로 줄인 식사를 한다는 것이다(5:2식단). 일주일에 이틀은 식사를 아예 걸을 수도 있다(먹고 거르고 먹기). 어떤 이는 분기마다 일주일씩 굶은 경우도 있다.

3) 육식을 줄여라

육류, 유제품, 설탕을 덜 먹고 채소, 콩, 통곡물을 더 많이 먹는 것이다. 쉽게 말해, 채소를 더 먹고, 가공식품을 줄이고, 신선한 식품을 더 먹는다. 알다시피 아미노산이 없으면 우리는 금방 죽는다. 육류에는 9가지 필수아미노산이 다 있고, 우리는 육류를 통해 더 건강 장수한 측면이 있다. 그러나 댓가도 크다. 심혈관질환, 비만 등이 그렇다. 이는 장수를 방해한다. 때문에 동물성 단백질을 식물성 단백질로 더 많이 대체할수록 우린 이런 질병들에서 벗어나게 된다. 또한 우리가 채식을 많이 할 경우 아무래도 육식 때보다 아미노산양이 줄어들기 때문에 몸이 스트레스를 받아 생존회로를 더 활성화하게 된다. 마치 절식 내지 단식하는 효과와 비슷하다.

4) 땀을 많이 흘려라

운동은 혈액흐름을 개선하고, 근육을 강화시키며 신체 전부분의 활성화에 기여한다. 그런데 운동을 함으로써 장수를 강화시키는 세포내 텔로미어를 더 길게 만든다는 연구결과가 2017년 나타났다.

적어도 일주일에 5일 30분씩 달리기를 하는 정도면, 앉아서 생활하는 사람보다 거의 10년 이상 젊은 텔로미어(노화)를 막는 것이다. 운동 역시 스트레스를 준다. 몸에 부하를 줘 신체 각 기능과 회로가 활성화 되고, 더 튼튼하게 만든다. 나이를 먹을수록 운동은 더 필요하다. 고강도도 좋다. 단, 모든 것이 그 사람에 맞게 적당해야 한다. 과부하가 되면 오히려 중노동 내지 독으로 작용할 수도 있다.

5) 몸을 차갑게 하라

매우 의미심장한 내용이다. 우린 추우면 몸을 웅크리고 집안 기온을 높이는 것이 상책이라고 생각한다. 더구나 연로하거나, 몸살기운이 있으면 당연히 찬바람을 쐬라고 하지 않는다. 그런 경우는 당연하다. 취약한 몸 상태에서 추운 기온은 더 상황을 악화시킬 수 있다.

그러나 평소 건강한 몸을 가정하면 그저 따뜻한 날씨에 지내는 것보다 차가운 날씨를 접하면 잠자던 몸의 기관이 여기에 적응하기 위해 활발히 작동하게 된다. 호흡 패턴, 혈액흐름, 근육강직 등 신체 내 생존투쟁이 일어난다. 생쥐 실험을 통해 체온을 의도적으로 낮췄더니 더 오래 살았다.

평소 생활습관으로 너무 실내 온도를 높이지 말고 서늘하게 지내며, 잘 때 창문을 열어두거나 얇은 이불을 덮고 자는 것도 좋다. 겨울에 춥다고 웅크리지 말고 바깥에 나가 몸이 추위에 적응케 하는 것도 좋은 습관이다.

6) 유해물질 멀리하라

환경적인 자극에 변화하는 유전적 변형의 경우, 우리 건강과 장수를 해칠 수 있다. 담배, 플라스틱 용기 등에서 나오는 물질은 DNA를 손상시킬 수 있다. 베이컨 등 가공식품은 물론 자외선, 엑스선, 감마선 등 방사선도 유의해야 한다.

11) 염려(念慮)와 걱정은 남의 일로

인간의 수명이 비교적 길어지면서 새로운 걱정거리가 있다면, 아마도 길어진 노년을 어떻게 보낼 것인가 하는 것이다. 시간은 무한정 남아돌아가고, 만날 사람들은 점차 줄어들고 몸 여기저기가 결리거나 아파오다 보니 살아가는 현실에 고독한 마음에서 시작하더니 나중엔 우울한 생각에 젖어든다.

또 무엇을 먹을 것인가? 무엇을 입을 것인가? 이런 저런 문제는 지금까지 성실하게 살아왔던 이들의 경우는 별 문제가 될 게 없지만, 삶이 고단한 나날을 보내는 사람들에게는 큰 부담으로 남는다.

성실한 삶이란 미래를 위한 삶의 여유와 기쁨을 주지만, 실제로 노인으로 겪어보고 살아오다 보니 우선 별 탈 없이 건강만 잘 유지된다면 생각보다 돈이 그리 많이 들지 않는다는 것을 느꼈다.

그런 노년의 생활에서 고급 옷보다는 몸에 편한 옷이 좋으며 모든 것이 안정된 쪽의 상태유지가 훨씬 좋은 것 같다. 그리고 노년에는 치아관리가 중요해 고급식단보다 연하고 먹기도 편한 토속음식이 몸에 좋고, 복잡한 것들보다 마음 비우고 간편한 것이 오히려 평안과 안정을 준다.

　과거 젊음의 생각을 되돌려보면 웬만한 것들은 지난 세월에다 해본 일들이라서 결과가 빤해져 조급해지는 마음도 없어지고, 괴로워할 것이나 자랑할 일도 아님을 느끼게 돼 서둘지 않게 된다. 늙음이란 많은 경험들에서 온 여유가 생겨나 안정감을 가질 수 있어 오히려 좋은 때라 여긴다. 단, 조건이 있다면 건강은 기본이고, 경제적으로 어느 정도 여유가 있어야겠다.
　늙어 보니 그렇게도 편할 수가 없으며 마음의 준비를 조금만 하여도 현실을 욕심 없이 있는 그대로 받아들일 수 있는 여유로움에서 외려 행복이 가득한 존경받는 날들이 될 수도 있겠다.
　지금까지 어려운 고난을 견뎌오며 성실하게 살아온 노년기야말로 결코 고통의 시간이 아니라 행복이 가득한 인생황금기가 될 것이다. 그러나 내 주위를 돌아보면 너무나 허전함이 엄습해 오지만, 이젠 조급해 지지 말고 먼저 간 사람은 인연 따라 간 것뿐이라 여기자. 지금의 행복을 누리기엔 오히려 절호의 찬스일 것만 같다. 곁들여 믿음을 갖는 신앙생활이야말로 정신건강에 크나큰 도움이 된 것이기에 성실하게 살아온 당신에게 마지막으로 선물해주신 하나님의 은혜라 생각하자.
　이젠, 세상 일에나 내 주위의 복잡한 일들에 거리를 두고 좀 속상하는 일이 있다손 치더라고 개의치 말고 그러려니 하고 한

걸음 물러서 이해하며 살아가자.

　노년기에 접어들면 제일 위험한 폐렴예방이 중요하므로 추위로 체온이 떨어지지 않도록 해야 한다. 날씨가 추워지는 계절이 오면, 면역력과 저항력이 떨어지고 몸에 염분과 물이 부족한 상태가 되므로 옷을 남보다 먼저 따뜻하게 입고 환절기에 실내온도를 높여주는 것이 좋으며 감기예방에 각별한 신경을 써야 한다.

1) 손을 자주 씻고, 과식하면 면역력이 떨어진다.
2) 냉한 음식인 아이스크림, 냉 콜라, 냉 맥주 등 냉장고의 차가운 음식은 피하는 것이 좋다.
3) 적당히 맵고, 짜게 먹는 게 좋다. 정제염이나 꽃소금이 아닌 천일염이나 죽염, 순소금이 좋다. 매운 음식은 몸을 따뜻하게 하며, 특히 노인들에겐 생강차나, 공복에는 약간의 소금을 넣어 먹음이 좋다.
4) 노년기에 접어들면, 무리하게 활동하지 말고, 충분한 휴식을 취하고 전통된장(화학간장은 절대 피할 것), 고추장, 김치, 현미밥, 효소 등 잡곡류와 발효식품을 많이 먹어야 한다. 효소(발효식품)와 미네랄, 미생물과 염분이 부족하면 병에 노출된다. 그중에서도 염분은 필수다.
5) 자주 소금으로 양치하거나 입을 헹구고 약간 더운물에 천일

염을 넣어 하루 2~3회 정도 가글해주면 감염이나 전염병을 막을 수 있다. 그리고 가볍게 머리를 두드려 줌이 좋다. 무염식, 저염식을 주장하며 싱겁게 먹는 것을 권한다면, 이는 자연의 원리와 이치를 모르는 무식한 소치다.

인플루엔자(바이러스)가 무서워하는 것이 햇볕, 열, 산소, 염분이다. 또 사람에게 필요한 것도 햇볕, 열, 산소, 염분이다. 이것을 잘 이해하면 코로나와 같은 바이러스 전염병을 퇴치할 수 있다. 다시 말해 코로나를 이기는 방법은 가장 쉽고도 가까운 곳에 있다는 사실을 알아두자

12) 추한 노인과 멋진 노인

그렇게도 화사하게 곱던 장미꽃도 날이 지나면 지는 모습이 추하게 변한다. 세기의 미인이던 엘리자베스 테일러나 모나코의 그레이스 켈리 왕비나 중국의 양귀비도, 진시황도 다 한때 한 시절이라는 표현으로 한생을 화무십일홍(花無十日紅)이라고 한다.

한 대학교 심리학 교수가 7년을 재직하고 퇴직한 뒤 6년째 서울 노인복지관을 순회하며 '건강과 마음'이라는 주제로 강의를 하다가, 지금은 '추한 노인 멋진 노인'이란 제목으로 강의를 하는데 그 반응이 매우 좋다는 것이다. 이 분이 복지관 노인

2015명을 대상으로 설문조사를 한 강의내용을 발표했는데 요약하면 이렇다.

추한 노인의 3가지

1) 냄새가 많이 나는 노인이다.

　입을 열면 구취(口臭), 몸에서 나는 체취(體臭), 옷에서 나는 의취(衣臭) 등 노인의 악취(惡臭)인데 이는 나이 들수록 자기 몸 관리를 잘못 한 데서 생겨나게 된다는 사실이다.

2) 잘난 체하는 노인이다.

　모임에 가서 거의 70~80% 자신의 말로 도배하듯 독점하는 노인이라 했다. 늙어갈수록 함구개이(緘口開耳)란 말이 있듯 입은 닫고, 귀는 열으라는 뜻이다. 그러지 못하고 돈 좀 갖고 있다거나 과거 높은 직위에 있었다고 자랑하며 껍적거리듯, 뭔가가 모자라고 덜된 인간같이 자기 잘난 맛에 사는 '칠푼이' 같은 안다니 박사 노인이다.

3) 자랑을 잘하는 노인이다.

　과거의 지위, 재산상태, 자식자랑, 고위층과의 친분 등등을 서슴없이 늘어놓으며 자랑하는 과시용인 이런 노인을 한마디로 좀 모자란 '팔푼이'. 이런 노인들이 너 따위가 '감히' 라는 표현을 쉽게 쓴다.

멋진 노인의 3가지

1) 나누고 베푸는 노인이다.

작은 돈이라도 남을 위해 자랑하거나 표내지 않고 돈을 먼저 쓸 줄 아는 노인이다.

2) 친절하고 배려하는 노인이다.

벼가 익으면 고개 숙이듯, 남 앞에서 멸시하지 않고 누구에게 나 웃는 낯으로 친절하게 배려하는 노인으로 언제나 점잖아 먼저 남 앞에 나서지 않고 남의 말을 잘 이해하며 경청해주는 노인이다. 일본말에 '이누와 미노루호도 아다마오 사게루' (배움이 많은 사람일수록 고개 숙이는 알찬 분)라고 말한다.

3) 건강하고 깔끔한 노인이다.

자기관리를 잘하고 나이 들수록 점잖은 멋을 낼 줄 아는 노인이다. 노인이 돼 갈수록 나타해지기 쉬우나 몸을 많이 움직이고 걸으며 항상 말끔한 몸맵시가 물 흐르듯 점잖하게 보이는 모습으로 자기관리를 잘하는 존경스러운 노인으로 목욕을 즐기는 편이다.

노인이 되면 누구나 고통이 있다.

최근 우리나라에는 무연고 사망자 노인들이 무려 3600명이 나 된다고 하며 이런 연고자가 없는 이들의 고독사가 계속 늘어나고 있다. 남성이 여성보다 3,6배나 된다고 한다.

가족관계나 사회적인 문제점으로 경제적 곤궁으로 홀로 살아가야 하는 경우나, 불효막심한 자식들이 많아지면서 점점 노인들의 설 자리가 없어지는 안타까운 현실이 세계 으뜸이란 통계니 참으로 기가 찬다.

우리나라의 2022년 현재 고령층이 182만 명 정도이며 홀로 고독사하는 노인들이 늘어나고 있다.

1) 고독의 고통은 혼자 노는 연습이지만, 가까운 친구 몇 명은 만들어 둠이 좋다.

2) 아무것 안 하는 것도 고통이니 독서, 바둑, 요가, 신앙생활 등 취미생활을 만들어 보자.

3) 가난해짐도 고통이니 사는 날 만큼은 비상금은 항상 준비해 놓고 있어야 한다.

4) 아픈 날들이 많아지니 자기병과 친구가 돼야 하고 비상 연락망을 만들어 두자.

5) 명은 하늘에, 몸은 의사에게 맡기나 스스로 마음 비우고 편하게 날을 보내자.

6) 몸은 간편하게 정장보다는 운동화나 캐주얼로 편한 옷을 입고 목욕을 자주 하자.

7) 운전은 80이 넘어서는 절대 하지 말고 걷는 운동을 필수과목으로 하자.

13) 아름답게 늙기란 어렵다

"늙어간다는 것은 항우 장사도 말릴 수 없다."는 옛말이 있다. 젊은 사람들은 젊음에 대한 진정한 고마움을 모르고 살아가듯 허송한 날들을 많이 보낸다. 그러나 40줄 고개를 넘어서면서부터는 하루가 다르게 머리에 하얀 새치가 나타나고, 이마에 주름이 생겨나면서 온몸이 결리는 때도 생겨나며, 몸이 말을 듣지 않는다. 그러는 속에 날 가는 것이 하루가 다르게 번쩍번쩍 어느새 일주일이더니 한 달이 코앞에 다가와 있다. 은근하게 조급증이 생겨나면서 하루하루 그 좋았던 시절이 저만치 달아나 버리고, 세상사 꼬이는 일들에서 마음을 달래며 재기의 발판을 계획하는 제2라운드를 만들거나, 이러지도 저러지도 못하는 기로에서 세상을 비관하는 사람도 생겨난다.

황혼기에 접어들면, 그나마 애써 잃어버린 젊음을 다시 찾으려 해도 몸이 말을 듣지 않거나, 다니던 직장마저도 외톨박이가 되면서 처량하고 우울한 나날로 바뀌면서 초조함에 몸부림친다.

다시 젊음으로 돌아가야겠다는 생각이 자신의 의지나 느낌뿐이지 실상의 나이는 속일 수 없는 일이라서 인생의 허무함을 느끼는(Life is but an empty dream) 신세로 전락한다. 그러나 이 나이에도 자신의 삶의 리듬을 깨지 않도록 조절하려는 마음자세를 새롭게 다지는 사람도 많이 있다.

인생의 전환점인 절정기 50줄에 들어서면 제일 중요한 건강이 얼마나 잘 유지하고 있는가이다. 난 절대 늙지 않을 것이라던 생각이 착각임을 알게 되면서 무질서했던 허송의 날들에 깜짝 놀라며 깨어났을 땐 이미 배 떠난 뒤 손 흔드는 꼴이 되고 만다. 언제나 청춘이란 표현이 어색해지듯, 필연적으로 늙어가게 마련이다. 그래서 인생을 두루마리 화장지와 같다고 표현한다. 얼마 남지 않으면 더욱 빨리 돌아가는 늙은이란 꼬리표가 붙는데, 어느 날 한 젊은이가 어르신이라는 부름에 화들짝 놀라기까지 하지만 그러나 그게 사실인 걸 어쩌란 말인가? 그러고 보니 부귀영화도 다 한 시절이 아니던가?

다만, 살아있는 지금이 내 것인 것뿐이다. 세상에 믿을 자란 없다. 지금 오늘의 일을 뒤로 미루지 말고 목표가 확실히 섰으면 당장 실천에 옮겨라. 절대로 큰 일을 저지르지 말고 안정된 일을 다져야 한다.

공수래공수거(空手來空手去)인 우리네 인생, 발버둥치는 것도 다 한때일 뿐, 이 세상에 보내주신 하나님께 언제나 감사하며 마음 비우고 모가 없이 얼기설기 살아가야 한다.

우리들 인생을 두고 "늙기는 쉽지만 아름답게 늙기란 어렵다."고 앙드레 지드가 말했다.

아무리 평균 수명이 늘어났다 해도 그 누구나 늙게 마련이라 늙는다는 것은 보편적 자연현상이지만, 자신이 아름답게 늙는 건 선택적이다. 아름답게 늙는 일이 그만치 어렵다는 얘기다.

그러기 위해서는 먼저 자기 주변부터 정리하는 것이 선결문제이다.

경제적인 여유가 있다고 말하는 분이 불과 8.3%이고, 그 반대로 생활고나 잡다한 고통을 겪는 이들이 61.9%라는 통계발표를 봤다. 경제적인 자립도가 채 15%가 안 되니 가장 큰 족쇄가 될 수도 있다. 그만치 한국사회에서 돈 없으면 죽은 목숨이듯 곱게 늙기란 빛 좋은 개살구다. 거기다가 평균 두세 가지 지병을 갖게 되고, 대부분이 소외감에 시달리기에 이때의 나이에서 가장 큰 '무료함' 에 처한다.

자기 것, 자기 세계가 없으면 더 빨리 늙고, 소모되는 게 노년기이기도 하다. 이런 악조건 속에서도 아름다운 자신의 생활패턴을 만들기란 여간 어려운 일이 아니기에 가장 중요한 것은 늙음을 잘 받아들이는 자세이기도 하다. 이젠, 다시 젊어지기를 바라는 착각을 버리고, 젊게 보이려고 애쓸 필요도 없다. 다만, 나이에 걸맞도록 살아가야 하고, 개성적인 자신의 자존심과 주체성을 잘 살려 나가야 한다.

필자의 경우를 한 번 생각해 본다. 마음을 다잡고 글 쓴다는 일이 여간한 어려움이 아닌 것은 내 자신의 마음의 인생을 담는 일이어서 글 쓰는 동안 만큼은 나의 세상으로 깊이 빠져들기 때문이다. 그리고 쉴 때면 아내와 둘이서 젊을 적부터 익혀 둔 취미생활인 바둑으로 시간을 보내거나 함께 산행을 하고,

작은 돈으로 가까운 곳들을 찾아 한 이틀 민박이나 단출한 나들이 여행을 하는 일들이 많다. 아내에게는 이민 갔을 당시 인터넷바둑 게임을 가르쳐 주었었다. 자식들은 저희들 나름대로 살게 놔둬야 한다.

그런 때 자신이 언제까지나 '옛날'에 젖어 있으면 그건 비극이다. 벌써 자신의 주위에서 먼저 가버린 친구나 친지도 생겨나지만, 거기에 연연치 말고, 지금 사귀고 있는 분이나 일에 온 정성을 기울여야 한다. 나이가 들어갈수록 믿음의 신앙생활은 어려움에 처할수록 은혜 받는 참된 길의 바로미터가 된다.

노인의 식탐은 보기가 흉하니 소식하며 품위를 지켜야 한다. 물론 약 없인 살 수야 없지만, 주치의사와 의논해 최소한으로 줄여야 한다. 그리고 평소 리듬대로 운동이나 건전한 생활습관과 식생활을 철저히 지켜나가는 것이 바람직하다.

대인관계에서 말이 많다는 것은 가볍다는 뜻이고 다른 사람을 배려하겠다는 마음이 없다는 얘기다. 노인들이 말 많은 사람에겐 누구나 기피하려는 대상이고 추한 모습이다. 늙으면 입을 다물 줄 알아야 하고, 그 대신 어느 장소에서나 먼저 지갑을 여는 방법이 대접받는 일이다.

그리고 아름다운 노인은 '공부하는 노인이다.' 독서와 글쓰기를 많이 하는 노인일수록 두뇌회전과 생각이 다르며, 모든 정보와 지식이 남다르다. 요즘 세상에는 스마트폰 하나로도 시대에 걸맞은 정보를 얼마든지 자신의 노력으로 다뤄나갈 수 있다. 필자인 경우는 스마트폰보다는 인터넷 컴퓨터가 더 익숙해졌다.

많은 독서는 사람의 풍부한 자산이며 무서운 치매에서 해방될 수 있다. 시간 날 적마다 부드러운 기구로 머리를 자주 두드려주는 안마가 두뇌 활성화에 큰 보탬이 된다. 컴퓨터로 글을 쓰다 보니 모르는 문제가 생길 적마다 바로바로 '검색창"을 열어 문의해 보면 답을 얻을 수 있어 큰 도움이 된다.

아름답게 늙기 위해서는 '새로운 도전'이 언제나 필요해 홀로 사색하는 시간을 갖고 중요한 것들은 그때그때 메모를 해두면 글 쓸 때 많은 도움이 된다. 언제나 새로운 생각에 도전하고 일에 열중하는 정신이야말로 노년의 삶을 활기차고 생기 넘치게 만들어준다.

나이가 들어가도 가장 중요한 것은 지금의 현실에 잘 적응하는 긍정적인 자세가 중요하다. 자신의 공간에서 자유로운 환경을 만들고 지금의 자연과 자신에 친해져야 한다. 노인이 될수록 필수적인 운동은 걷기가 제일이다. 그럼으로써 '아름다운 노년'은 더 중요하다. '추한 노인'이 되지 말아야 하기 때문이다.

14) 일본 의사의 충격적인 고백

일본 베스트셀러 1위 책
(건강정보 네이버 블로그에서 발췌)

1) 환자는 병원의 '돈줄' 이다.
   의료도 비즈니스이며, 그것이 의사의 생계 수단임을 알아야
   한다.
2) 병원에 자주 가는 사람일수록 빨리 죽는다. 40년간 의사생
   활하면서 수많은 환자를 지켜보며 장기를 절제해도 암은 낫
   지 않고, 항암제는 고통을 줄 뿐이다.
3) 노화현상을 질병으로 봐서는 안 된다. 나이가 들면 혈관은
   탄력이 떨어지고, 딱딱해지기 때문에 혈압이 조금 높아야 혈
   액이 우리 몸 구석구석까지 잘 흘러간다. 콜레스테롤은 세포
   를 튼튼하게 해주기 때문에, 굳이 줄이지 않는 것이 좋다.
4) 혈압 130 위험 수치가 아니다. 그 이유는 뇌나 손과 발 구석
   구석에 혈액을 잘 전달하기 위해서 몸 스스로 그렇게 변화하
   는 것이다. 의학계 기준치를 낮추면 제약업계가 돈을 긁어모
   으는 꼴이고, 혈압강하제만 배를 불리게 되는 것이다.
5) 혈당치를 약으로 낮추면 부작용만 커진다. 약으로 혈당치를
   낮출 경우 약의 부작용이 나타날 수 있다. 혈당치를 떨어뜨
   리기 위해서는 걷기, 자전거 타기, 수영, 스트레칭 등의 유산
   소운동이 효과적이다. 일단 걷기부터 시작하는 것이 좋다.
6) 콜레스테롤은 약으로 예방할 수 없다. 콜레스테롤 기준치를

되도록 낮춰서, 약의 판매량을 늘리려는 제약업계의 술수임을 알아야 한다.

7) 암 오진이 사람 잡는다. 암 초기진단 오진율이 12%가 넘고 있고, 암에는 전이가 되지 않는 '유사 암'도 많다는 것을 알아야 한다.

8) 전체적인 통계를 보면 실제 암 사망률이 전혀 줄지 않고 있다. 암 검진을 받으면, 불필요한 검진을 받고 수술후유증이나 항암제 부작용, 정신적인 스트레스 등으로 조기 사망하는 사람이 많다는 사실이다.

9) 암 수술하면 사망률이 높아진다. 다른 치료법이 명백히 효과적인데도 수술 자체로 인해 환자의 수명이 단축되고 마는 사례가 빈번하게 발생하고 있다. 암 수술의 문제점 중 하나는 암은 절제하더라도, 수술 후에도 사망할 위험이 매우 높다는 것이다.

10) 한번의 CT 촬영만으로도 발암위험이 있다. CT 촬영의 80~90%는 굳이 할 필요가 없는 것이다.

11) 의사를 믿을수록 심장병에 걸릴 확률이 높아진다. 증상이 없는데도 고혈압이나 고콜레스테롤 등을 약으로 낮추면, 수치는 개선되어도 심장에 부담을 주게 되어 건강상 좋지 않은 것이다. 병을 고치려고 싸우지 마라.

12) 3종류 이상의 약을 한꺼번에 먹지 말라. 부작용의 위험이 있을 수 있다.

13) 감기에 걸렸을 땐 항생제를 먹지 말라. 항생제는 바이러스에 효과가 없다.

14) 항암치료가 시한부 인생을 만든다. 전이가 되었어도 암에 의한 자각증상이 없으면 당장 죽지 않는다.

15) 암은 건드리지 말고 방치하는 편이 좋다. 항암제는 맹독과 같은 것이다. 일시적으로 암 덩어리 크기를 줄여주는 것일 뿐, 결국 암 덩어리는 반드시 다시 커지게 되는 것이다. 항암제는 고통스러운 부작용과 수명을 단축시키는 효과밖에 없다. 위암, 식도암, 간암, 자궁암 같은 암은 방치하면, 통증 같은 증상으로 고통스러워하지 않아도 되는 암이다. 설령 통증이 있어도 모르핀으로 조절해주면 되는 것이다.

16) 습관적으로 의사에게 약을 처방받지 말라. 세균이 내성화하면 약 효과도 없어지고 증상만 악화된다.

17) 암 환자의 통증을 다스리는 법, 골(骨)전이로 인한 통증치료에는 방사선치료가 으뜸이다.

18) 암 방치요법은 환자의 삶의 질을 높여준다. 암은 치료하지 않으면 통증조절 및 통제가 가능하고, 그 결과 죽기 직전까지 치매에 걸리거나 의식불명 상태가 되는 일 없이 비교적 맑은 정신을 유지할 수 있다.

19) 편안하게 죽는다는 것은 자연스럽게 죽는 것임을 알아야 한다.

20) 암 검진은 안 받는 편이 좋다. 암으로 간주되지 않는

80~90%가 일본에서는 암 검진이 내려진다. 한국은 어떨까? 일단 암 진단이 내려지면 무조건 치료대상이 되기 때문에 의미 없는 수술로 인한 후유증이나 합병증, 항암제 부작용 등으로, 암을 더 악화시킬 수 있다.

21) 유방암, 자궁경부암은 절제 수술을 하지 마라. 방사선치료로, 합병증이나 기타 후유증에 의한 병세를 악화시킬 수 있다.

22) 위 절제수술보다 후유증이 더 무서운 것이다.

23) 1cm 미만의 동맥류는 파열 가능성이 낮다. 미 파열 동맥류 수술은 러시안룰렛처럼 그 자체가 위험하니 1cm 미만일 경우 그대로 놔두는 게 좋다.

24) 채소주스, 면역요법 등 수상한 암 치료법에 주의해야 한다. 전이 암이 사라졌다거나, 말기 암의 증상이 나타나 죽음의 문턱까지 갔다가 다시 살아온 사람은 곤도 마코토 의사경력 40년 동안 한 사람도 없다.

25) 면역으로 암을 이길 수 없다. 면역력을 강화해도 암에는 아무런 효과가 없다. 면역세포는 외부에서 들어온 이물질을 적으로 인식해 처리하는데, 암은 자신의 세포가 변이한 것이기 때문이다.

인간의 면역시스템이, 암세포를 적으로 간주하지 않기 때문에 암이 발생하는 것이다. 암세포란 약 2만 3000개의 유전자를 가진 세포가 복수의 유전자 돌연변이에 의해 암이 된 것을 말하는데, 직경 1mm 크기로 자란 암 병소에는 약

100만개의 암세포가 있다. 즉 암이 커지고 나서 전이한다는 말은 잘못된 것이다. 흔히 말하는 '조기 암'은 암의 일생으로 보면, 이미 원숙기로 접어든 상태라고 할 수 있다.

26) 잘 알려지지 않아 그렇지 수술로 인한 의료사고가 너무 많다는 것을 알아야 한다.

27) 체중과 콜레스테롤을 함부로 줄이지 말아야 한다. 갑자기 체중을 줄이면 혈중지방인 콜레스테롤도 감소하게 된다. 그런데 그 콜레스테롤은 세포막을 만들고, 각종 호르몬의 재료가 되므로 생명유지에 반드시 필요한 성분이다. 즉 콜레스테롤이 감소하면 암뿐만이 아니라 뇌출혈, 감염증, 우울증 등으로 사망할 수도 있는 것이다. 체중을 줄이는 것보다 조금 살집이 있는 편이 오래 사는 것임을 알아야 한다.

28) 영양제보다 매일 달걀과 우유를 먹는 것이 좋다. 달걀과 우유는 20종류 이상의 아미노산을 갖고 있는 영양이 풍부한 완전식품이다. 우리 몸의 20%는 단백질로 이루어져 있으며, 이 단백질을 구성하는 아미노산은 20종류가 있다.

일본 내 장수지역의 노인을 대상으로 조사한 결과, 기름진 음식을 잘 먹는 사람이 오래 살고 있었다. 지방이 콜레스테롤과 호르몬을 만들어 우리 몸을 건강하게 유지시켜주기 때문이다.

한국 속담에 "먹고 죽는 귀신이 때깔도 좋다."라고 하지 않았던가.

29) 술도 알고 마시면 약이 된다. 과음은 금물이지만, 아주 약간의 술은 혈관을 확장시켜 일시적으로 혈압을 낮추며 긴장완화 및 스트레스를 해소시켜 준다.

30) 다시마나 미역을 과도하게 섭취하지 마라. 해조류에 함유된 요오드는 생명유지에 반드시 필요한 미네랄이지만, 지나치게 섭취하면 갑상선암의 발생 원인이 될 수 있다. 다만 적당히 먹으면 보약이다.

31) 콜라겐으로 피부는 탱탱해지지 않는다. 입으로 섭취한 콜라겐이 피부를 직접 탱탱하게 만들어주는 것은 아니며, 글루코사민이 무릎까지 닿지도 않는다. 그 이유는 우리가 먹은 것은 일단 장속에서 분해되거나 혈액으로 들어가 아미노산이나 당의 형태로 이용되기 때문이다. 따라서 보조식품으로 콜라겐이나 글루코사민을 섭취한다는 것은 단백질이나 당을 조금 섭취한 것과 마찬가지인 셈이다.

보조식품으로 먹든 마시든 어차피 뱃속에서 분해되기 때문에 목표 부위인 얼굴 피부나 무릎연골에 도달하지도 못한다. 한마디로 돈을 낭비하는 것이다.

32) 염분이 고혈압에 나쁘다는 것은 거짓이다. 비타민c의 결핍은 특정질환을 일으킬 뿐이지만, 염분의 결핍은 생명을 위험하게 한다. 일본인 고혈압증은 98% 이상이 소금과는 무관하며, 신장이나 호르몬, 혈관이나 혈액의 문제 때문이다. 오히려 소금의 나트륨성분은 뇌가 보내는 명령을 신경세포

에 전달하는 등 생명유지와 깊은 관련이 있는 귀한 식자재인 것이다.

33) 커피는 암, 당뇨병, 뇌졸중 예방에 아주 좋다.

34) 건강해지려면 아침형 인간이 돼라. 매일 그 시간대에 숙면을 하면 뼈와 근육이 튼튼해지고 피부가 재생되며, 병이나 상처가 순조롭게 회복된다. 그러므로 잠자는 시간과 일어나는 시간이 일정할 수록 좋다.

35) 지나친 청결은 도리어 몸에 해롭다. 우리 몸의 면역상태는 자연계의 불결한 것, 즉 기생충, 세균 등에 접촉하면서 성숙해가므로 지나치게 청결한 환경에서는 몸이 약해지는 것이다. 너무 청결하면 아토피질환이 많이 발생하는 것임을 알아야 한다. 예를 들면 노숙자는 아토피 질환이 없다. 표피를 덮고 있는 피지가 두껍고 수분도 아주 많아 세균 같은 항원이 차단되기 때문이다.

36) 큰 병원에서 환자는 피험자일 뿐이다. 큰 병원일수록 모든 진료과정이 기계적으로 진행되고, 실험적인 부분이 주안점이 된다는 것을 알아야 한다.

37) 스킨십은 통증과 스트레스를 줄여준다. 애정이 담긴 손길은 가장 단순한 방법이지만, 의학이 아무리 진보하고 발전해도, 그 무엇으로도 대체할 수 없는 치료의 근본이 스킨십이기 때문이다. 인간은 평생 타인의 온기를 갈망하는 존재이기 때문에 어른이 되어서도 스킨십은 스트레스와 불안을

아주 많이 해소하는 데 절대적인 효과를 발휘한다.

38) 입을 움직일수록 건강해진다. 껌을 씹으면 뇌 전체의 혈류량이 늘어나 뇌를 활성화시키는 데 도움이 된다. 입으로 소리를 내거나 웃으면 스트레스가 해소된다. 웃음은 부작용이 없는 명약이기 때문이다. 웃으면 심박수나 호흡수가 늘어나 혈액순환이 좋아지고, 횡경막이 상하로 크게 움직여 배 근육과 등 근육이 운동되는 것이다. 위장을 자극해서 배변도 원활해지고, 심호흡 효과 등으로 자율신경과 호르몬의 균형이 바로잡혀, 혈당치나 혈압이 안정되는 방향으로 작용하게 된다는 것을 알아야 한다.

39) 걷지 않으면 모든 것을 잃는다. 우리가 걸을 때는 발바닥이나 하반신의 여러 근육을 통한 신경자극이 대뇌 신피질의 감각영역에 전달되며, 그 과정에서 뇌관을 자극하게 된다. 또한 보행 중에는 뇌 전체의 혈행도 좋아진다. 통증이 있다고 그 부분을 보호할 것이 아니라 충분히 움직여 주는 편이 빨리 회복되는 것이다. 그래서 재활훈련이 그런 뜻으로 이뤄지는 것이다.

40) 독감 예방접종은 하지 않아도 된다. 효과는 전혀 없다. 오히려 고령자들 중에서 백신을 맞아 돌연사하는 분들이 많아지고 있다. 효과도 인정되지 않았으며 부작용이 많아 오히려 인체에 치명적인 영향을 미칠 수 있다. 독감예방접종보다는 오히려 독감에 걸려서 면역력이 생기는 것이 좋다.

41) 내버려두면 낫는다고 생각하라. 의사들이 파업을 하면 사망률이 낮아진다. 고령의 환자는 입원을 하면 대부분 침대에 누워만 있어야 하기 때문에 근력이 떨어져서 머리가 금방 둔해지고, 이는 치매로 연결되기도 한다.

웰다잉(Well-Dying) 죽음을 어떻게 맞을 것인가?

42) 건강하게 오래 살 수 있는 4가지 습관

1) 응급상황이 아니라면 병원에 가지 않는다.

2) 사전의료의향서(존엄사)를 작성한다(의식을 잃었을 때, 연명치료에 대한 자신의 의사를 미리 기록).

3) 나이 들어가며 넘어지지 않도록 언제나 주의한다.

4) 치매를 방지하기 위해 노력하려면 물을 많이 마셔야 한다.

43) 하루하루 일과에서 희로애락에 강한 사람일수록 치매에 안 걸린다.

44) 100세까지 일할 수 있는 자신만의 인생을 설계하라

45) 당신도 암에서 절대 예외일 수는 없다. 이 점을 충분히 유념해야 한다.

46) 자연사를 선택하면 평온한 죽음을 맞이할 수 있다.

47) 죽음에 대비해 '사전의료의향서'를 써 놓는 것이 좋다. 연명치료는 절대 하지 마라. 자력으로 먹거나 마실 수 없다면, 억지로 음식을 입에 넣지 말라. 튜브 영양도, 승압제, 수혈, 인공투석 등을 포함해 연명을 위한 치료는 그 어떤 것도 하지 말기를 바란다. 이미 하고 있다면 전부 중단해

주기 바란다. 갈 때가 되면 가야 하는 것이 인생이다.

15) 노년에 최고의 건강 비법은

　최고의 건강법은 바로 '종아리 마시지'다. 이렇게 쉬운 건강법을 안 한다면 삶을 포기함과 같다.

　시도 때도 없이 종아리를 만지면 돈 안들 게 건강해지는 가장 좋은 방법이다.

　종아리를 만져보기만 해도 자신의 건강 상태를 알 수 있고, 하루 5분씩만 주물러도 몸이 따뜻해지면서 면역력이 5배나 높아진다. 종아리 마사지를 실천한 사람들의 체험 후기다.

　5분 정도 마시지를 했더니 3일 만에 혈압수치가 20이나 내려갔습니다(60대 주부). 심근경색으로 쓰러진 후 의사에게 종아리 마사지를 추천받고, 하루 2번씩 했더니 심전도 결과도 좋아지고, 콜레스테롤 수치도 개선되었다. 또 한 분은 종아리를 주물렀더니 허리통증과 어깨 결림이 한결 나아졌다.

　또 어떤 분은 설암 수술을 받은 다음 날 얼굴이 통통 부어오른 남편의 종아리를 계속 주물렀더니 놀랍게도 부기가 싹 빠졌다(40대).

　자기 전 종아리 마사지를 하면 다음 날 전혀 피곤하지 않고, 몸이 개운하다. 종아리 마사지는 고혈압, 당뇨, 천식, 아토피

암, 심근경색, 치매, 요통, 무릎통증, 어깨 결림, 냉증 불면증, 갱년기 증상까지 예방하고, 개선시켜주며 언제 어디서나 실천할 수 있는 최강의 건강법이자 장수법이다.

지금 바로 자신의 종아리를 만져보자. 종아리를 만졌을 때 아래와 같은 특징을 가지고 있다면 당신은 현재 스트레스가 아주 많이 쌓여 있거나 몸 어딘가에 분명히 이상이 있다는 것이다.

1) 손바닥보다 차갑다. 2) 열이 나듯 뜨겁다. 3) 탄력이 없이 흐물흐물하다. 4) 딱딱하게 굳어 있다. 5) 빵빵하게 부어 있다. 6) 속에 멍울이 있다. 7) 누르면 아픈 데가 있다. 8)손으로 눌렀다 떼면 자국이 오래 간다.

#반대로 건강하게 장수할 사람의 종아리의 특징은

1) 차갑거나 열이 없이 적당히 따뜻하다. 2) 고무공처럼 탄력이 있다. 3) 갓 쪄낸 찰떡처럼 부드럽다. 4) 피부가 팽팽하다. 5) 속에 멍울이 없다. 6) 손으로 눌렀을 때 아픈 데가 없다. 7) 손으로 눌렀다 떼면 금방 원상태로 돌아온다. 8) 통증이나 피로감이 없다.

이상의 둘 가운데 당신은 어디에 해당하는지 먼저 구별할 줄 알아야 한다.

만약 전자에 속하는 증상이 한 가지라도 있다면, 당장 오늘부터 종아리 근육을 매일 5분씩 주물러서 풀어 주어야 한다. 그 이유는 무엇일까?

종아리는 제2의 심장이다. 심장이라고 불릴 만큼 매우 중요한 근육기관이기 때문이다.

우리 몸의 혈액은 중력의 법칙에 따라 약 70%가 하체에 모여 있다. 혈액이 계속해서 아래에 쌓이기만 하면 우리 인간은 당연히 살아갈 수가 없다. 그래서 종아리에 혈액이 아래에 쌓이지 않도록 혈액을 심장으로 다시 밀어 올리는 작용을 한다. 이 종아리의 기능이 약해지면, 혈류가 막혀 혈전이 생기기 쉽고, 혈관이 노화되면, 뇌졸중이나 심장병 같은 무서운 질병을 유발할 수 있다.

또한 영양도 호르몬도 원활하게 흐르지 않고 혈액도 몸 구석구석까지 닿지 않은 몸이 차가워진다. 몸이 차가워지면 위장과 심장, 신장이 잘 작동하지 않음으로 면역역도 떨어진다. 면역력이 저하되면 우리 몸 상태는 곳곳이 손상된다. 그래서 감기에 잘 걸리며 지방과 노폐물이 쌓여 몸이 쉽게 붓거나 살이 잘찌며 피부가 탁해지고 머리카락이 푸석거리기도 한다.

종아리 마사지는 만병을 막아주는 장수 마사지다. 혈류를 원활하게 하고, 몸을 따뜻하게 하려면 어떻게 해야 할까? 방법은 간단하다. 종아리를 매일 5분씩 정성껏 마사지해 주기만 해도 몸이 따뜻해지면서 자율신경이 원활하게 조절되고, 면역력도 한층 높아진다.

암 종양 수치와 혈압수치가 내려가고 살이 빠졌으며 피부에 윤기가 생기고 투정이 심하던 아기가 마사지 2분 만에 쌔근쌔근 잠든 사례도 있다. 종아리 근육 하나가 이렇게 우리 몸에 크나큰 영양을 미친다.

16) 수명 늘리는 행동, 수명 줄이는 행동

100세 시대 자기 건강 자기가 지키는 요령

(1) 수명 늘리는 행동 5 가지

가) 낙천적인 마음 갖기

미국 하버드대 연구팀에 따르면 가장 낙관적인 상위 25%의 여성은 하위 25%보다 90세가 될 확률이 10% 더 높았다. 부정적인 사람은 낙관적인 사람에 비해 스트레스가 많고, 불안을 많이 느끼므로 만성심장질환을 앓을 위험이 크기 때문이다. 낙천주의적인 성향이 있는 사람은 질병치료가 더 잘 된다는 국내 연구결과도 있다. 적극적으로 문제를 해결하려는 경향으로 약물 순응도가 높고, 운동, 건강한 식단, 금연 등 건강행동을 할 가능성이 커 면역력이 높아진다.

나) 올바른 식습관 갖기

건강과 밀접한 관계가 있는 식습관은 더할 나위 없이 중요하다. 아침식사는 거르지 않고 먹는 것이 좋다. 두뇌와 내장활동을 활발하게 할 뿐 아니라 폭식을 막아 비만을 예방한다. 음식은 꼭꼭 씹어 먹는 게 좋다. 음식을 많이 씹을 때 분비되는 침 속 '페록시다아제' 라는 효소는 세포노화를 촉진하는 활성산소를 제거해 몸 면역력을 높인다. 또 평소 부족하다 싶을 정도로 먹는 소식 습관을 가져보자. 과식하면 혈당이 급격하게 상승하고 지방합성도 증가해 위장병이나 비만, 당뇨병 등을 유발할 수 있다.

다) 활발한 사회적 교류

친구나 가족, 종교단체 혹은 지역사회안의 교류를 통해 활발히 하는 것도 좋다. 미국 공공과학도서관에서 발행한 의학계에 실린 연구에 따르면, 긍정적인 사회적 관계는 생존율을 50% 증가시켰다. 반면 사회적 교류가 부족한 사람은 심혈관질환 위험이 29%, 뇌졸중 위험이 32% 더 높았다.

친구와 활발히 교류하면 치매에 걸릴 위험이 낮다는 영국 유니버시티 칼리지의 연구도 있다. 또 큰 병에 걸리거나 다쳤을 때 좋은 친구는 정신적, 경제적으로 큰 힘이 된다.

라) 규칙적인 걷기운동하기

매일 15분 정도 약간 숨이 차는 운동을 계속하면 수명연장에 도움이 된다. 규칙적인 운동은 신진대사를 촉진하고 심장근육이 경직되는 것을 막아주기 때문이다. 특히 호주 멜버른 빅토리아 대 연구팀에 따르면 일주일에 한번 50분씩 달리는 사람은 달리기를 전혀 않는 사람보다 조기 사망위험이 27%나 낮았다. 또 일주일에 30~60분의 근력운동만으로도 조기 사망위험을 낮춘다는 일본의 한 연구소의 연구결과도 있다. 근력운동 역시 건강한 체력유지와 심혈관질환 위험요소 개선에 도움이 된다.

특히 필자가 거주하는 강진보건소 건강증진(박정식 과장)팀은 매월 1일부터 20일간 목표 걸음140,00 0보(1일 최대 10,000보 한정)를 챌린지 기간으로 정하고, 건강걷기운동실천으로 쿠폰(상품권)받기 선물참여로 군민들의 호응도가 높아 강진원 군수까지 적극 독려로 챌린지 행사를 시행하고 있다.

마) 남에게 친절 베풀기

친절함은 건강수면연장에 도움이 된다. 책〈행복 키우기〉에 따르면 친절함을 베푸는 봉사활동을 하는 사람들은 그렇지 않은 사람보다 조기 사망할 가능성이 44% 낮다. 이것은 일주일에 네 번 운동하는 것보다 더 강력한 효과다. 다른 사람에게 도움을 주면서 사회적 관계를 쌓고 외로움을 느끼지 않기 때문이다.

(2) 수명 줄이는 행동 5 가지

가) 하루 8시간 이상 앉아있기

앉아서 보내는 시간이 많고 활동적이지 않는 사람일수록 조기 사망, 심혈관질환의 발병 위험이 크다. 캐나다와 중국 공동 연구팀에 따르면, 매일 8시간 이상을 앉아서 보내는 사람은 조기사망 위험도가 20% 높아졌다. 하지만 하루에 4시간 이상 앉아있는 사람 중 30분을 운동으로 대체하면 심혈관계 질환, 사망위험이 2% 감소하는 것으로 확인됐다. 만약 많은 시간 앉아 있어야 한다면 그 외의 시간에 더 많이 움직이고 운동하자.

나) 지나친 TV시청

지나친 TV시청은 뇌 활동을 둔하게 한다. 별다른 생각없이 화면에만 집중하면 앞쪽 뇌가 활성화되지 않고 인지 사고 능력도 점차 떨어지는 것이다. 몸을 움직이지 않는 것도 문제다. 2010년 호주에서 진행된 실험에 따르면 TV시청이 1시간 늘어날수록 모든 원인에 의한 사망위험이 11%씩 늘어나는 것으로 확인됐다.

TV를 오래보면 신체활동이 줄어 비만해지기 쉽다. 당뇨, 심장병 등에 걸릴 위험도 커지기 때문이다.

다) 매일 초가공식품 먹기

피자, 케이크, 과자 등의 초가공식품(식품첨가물이 다량 첨가되고 가공과 변형이 많이 이뤄진 식품)은 조기 사망위험을 높인다. 초가공식품은 에너지 밀도가 높고, 다량의 설탕, 지방을 함유하고 있어 비만, 심혈관질환, 당뇨, 암 등 수많은 질환을 유발하기 때문이다. 실제로 지난 해 영국 의학저널에 게재된 연구결과 초가공식품을 즐겨먹는 사람은 건강한 식단을 섭취하는 사람보다 조기 사망위험이 19% 높고, 심장질환으로 사망할 위험이 32% 높았다.

라) 육류위주의 식사

지나친 육류섭취는 대장암의 주요발병원인이다. 특히 붉은 색의 돼지고기, 소고기는 소화과정에서 '니트로소 화합물' 이라는 발암물질을 만든다. 또 육류는 혈중 코레스테롤과 중성지방수치를 높여 고지혈증, 심뇌혈관질환 등을 일으킬 수 있다. 동물성 지방은 채소, 단백질보다 장에 오래 머물러 점막세포를 손상시킬 위험도 크다. 하지만 단백질은 우리 몸에 꼭 필요한 영양소이므로 살코기 위주로 채소와 균형을 이뤄 먹는 것이 좋다.

마) 탄산음료 습관적으로 마시기

과도한 당분이 들어있는 탄산음료도 수명을 줄이는 식품이다. 식후 습관처럼 즐겨 마시면 우리 몸은 필요이상의 당분을 흡수한다, 이 과정에서 인슐린이 과도하게 분비돼 췌장이 손상되고 당뇨에 걸릴 위험도 커진다. 실제 미국 하버드대 연구결과, 당분이 많이 든 음료를 매일 한 캔씩 마신 사람은 그렇지 않은 사람보다 당뇨에 걸릴 가능성이 26% 높은 것으로 나타났다.

(이상은 의학전문의〈이해나〉〈신소영〉인턴기자가
인터넷에 발표한 자료 참조.)

17) 나도 100세까지 건강하게 살 수 있을까

우리 인간은 하나님의 부름을 받고 한 날 한 시에 이 세상에 오는 똑같은 쌍둥이도 떠날 때 가는 날만은 서로가 다르다. 그같이 우리 인간들의 얼굴이나 마음도 천차만별이어서 각양각색의 방법으로 살아가기 마련이다. 한마디로 저마다는 자기 인생을 제 멋에 겨워 살아간다.

그러나 일단 이 세상에 태어난 이상 그 누구나 잘 살다 가고 싶다. 하지만 그렇게 되지 못하는 것이 인생사다. 부자로 일생을 부귀영화로 살다 마치는 사람이든, 못사는 사람이든, 지위가 높건, 낮건 예외 없이 나이를 먹게 되면 어쩔 수없이 노인으로 늙어가지만, 분명한 사실은 늙더라도 마지막 인생을 추하게 늙지는 말아야 한다. 노화란 불가피한 자연스러운 현실이 아니던가?

오늘날 100세 시대를 두고 쉽게 말들을 하지만 생각을 바꿔놓고 보면 하루하루의 삶 그자체가 자신의 운명과 연결돼 있기 때문에 쉬운 일이란 하나도 없다. 밤새 안녕이란 표현같이 파리 목숨 같은 게 인생사다.

　쉬는 날, 어느 하루 선친께서 제게 하신 말씀을 아직도 기억한다. 가까운 사람이 돈을 빌려달라고 하면, 받으려 하지 말고 그냥 줘버려라. 돈 계산관계는 분명하게 해 둬라. 그래야 뒤탈이 없다. 그러지 못하면 나중에 결국 원수가 되기 쉽다. 또 남에게 보증서지 마라. 사람 보증에는 값을 정할 수 없다는 권고 말씀이셨고, 돈 벌면 어려운 곳을 많이 찾아봐라. 그리고 취미생활 하나를 꼭 만들어 둬라. 가령 악기라 든지, 오락이라든지, 오락 중에는 바둑을 배워둬라. 그러시면서 선친께서는 일제시대 어려운 때라 학력이 초등학교 3년 중퇴가 전부라 하셨다. 자나 깨나 책을 가까이 해라. 그때의 그 말씀을 들려주시며 두 살 위 형님에겐 일본인 정미소에 서기로 있을 때 전국주산대회에서 1등상을 탄 긴 주산을 주셨고, 저에겐 여수에서 사업하시던 때 틈틈이 쓰신 통학경편(通學徑編) 상하권을 붓글씨로 써 책을 멸치 포대 종이로 엮으셔서 유산으로 주셨다. 필자가 그때의 선친의 입장에 서서 기억해 보니 절절히 맞는 말씀이셨다.

　한 예를 들겠다. 선친께서 해산물위탁상을 크게 하시던 시절 당시 전남석유(주) 특약점으로 기름사업도 하셨다. 당시 필자의 한 친구가 어렵게 살아가던 때 그 회사 경리로 입사하려는 과정에서 아들 친구이고 미더워 잘하라며 보증을 서준 일이 있었다. 나중에 경리부장까지 올랐다.

그러던 어느 날 이 친구가 회사공금을 횡령해 하루아침이 잠적해 버리자 보증선 선친께서 쌍봉에 기르던 소 몇 십 마리와 야산 하나를 정리해 그 큰 돈을 모두 청산했으나 필자에게는 숨기셨다. 나중에 어머님이 말해주셔서 알게 됐지만, 친구의 배신행위에 보증이 얼마나 큰지를 알게 됐다. 선친이 그때 이후 쇼크로 류머티즘 관절염을 앓기 시작, 10여년을 고생하시다 68세의 일기로 돌아가셨다. 선친의 그때 당시 류머티즘은 아직 현대의술로도 불치의 병이 아닌가 생각한다.

20여년 후쯤에 서울동대문 쪽 청계천 6가 판자촌 길목에서 이 자를 우연히 만나게 됐다. 만나보니 모습이 까칠해 보였다. 찻집에 데려가 자초지종을 들어보니 그 돈으로 건축자재업을 하다가 몽땅 사기당해 거지신세가 됐다는 말에, 아직 젊으니 세상을 바르게 살라며 충고해 주니 성공해 나를 꼭 찾아보겠다는 말에 한 귀로 듣고 흘려버렸다. 이후 이 자는 한 친구의 소식에 의하면 용산에서 과일 도매상을 하다가 다시 망해 중환으로 폐인이 돼 죽었다고 했다. 남을 피눈물 나게 울리는 사람이 처음에는 잘될는지 모르지만, 세상사 순리는 바꿀 수 없는 법이라 언젠가는 반드시 그 벌이 곱빼기로 나타난다는 사실이다. 당신이 하는 일 모두를 하나님께선 다 알고 계시기 때문이다. 남의 보증을 서지 말라고 선친이 살아생전 하셨던 말씀을 익히 알고 있었으나, 필자는 귀가 엷어 솔깃한 심정에 수차례 사기를 당해 하루아침에 거리에 나앉아야 했던 일도 있고, 도검회사 전무 직책을 맡았던 당시 부평공장 시설자금과 회사 운전자금 1500만원을 신용보증기금에 인보증을 섰던 일로 사장은 1년형을 살고나와 돈을 받을 수 없게 되자 대신 필자에게 갚으라는 공갈장이 날아오며 신용불량자로 낙인찍혀 견딜 수 없어 대통령님께 탄원 진정하여 지방 민사지법에서 지불불능상태임을 감안하여 고통을 면한 상태다.

노인이란 명칭은 벼슬도 자격도 아니다. 나이 어리다고 아무 말이나 반말해서는 안 되고, 남의 일에 나서지 말아야 한다. 자신의 신세타령을 해봤자 남는 건 외려 빈정거림뿐이다. 말수를 줄여라. 병원에서 의사가 매정하게 대해도 서운하게 생각마라. 노인이라며 따뜻이 대접해주는 분들께는 반드시 감사를 표하라. 남에게 일을 대신 시켰으면 간섭하지 말고 가만히 지켜봐야 한다.

남이 나에게 해준 위로의 말을 액면그대로 믿지 마라. 방금 했던 일도 돌아서면 잊어먹는 일이 많으니 적어놓는 습관을 가져라. 걷다가 다리 힘이 없다고 주저앉지 말고, 그러기 전에 먼저 쉬었다 안정되면 걸어라. 항상 새로운 것에 관심을 갖고 배우고 익혀두는 건 좋으나 실천으로 먼저 나서진 말라.
몸에 몸 냄새, 입 냄새가 나지 않게 미리 청결하게 목욕을 자주 하고 향수를 자주 뿌려쓰라. 버릴 것은 과감히 버리고 자신의 주위를 언제나 잘 정리정돈해 두자. 자신의 과거 이야기는 상대 앞에 대충대충 끝내라. 자랑같이 리바이벌하지 마라. 항상 밝은 마음으로 살면 병이 달아난다.

열 받는 일은 건강에 해로우니 그런 자리를 피해 버려라. 하루 매일같이 맨손체조와 걷기를 하라. 고민하지 말고 느긋한 마음가짐으로 살아라. 성질 급한 사람이 단명한다. 남을 미워하지 말라. 미움은 피를 탁하게 만든다. 노인일수록 흙을 자주 밟아야 땅의 기를 받는다.

과로한 일을 삼가라. 과로는 조용히 찾아오는 저승사자다. 맑은 공기와 좋은 물과 소금(천일염)을 먹자. 저녁 일찍 자고 아침 일찍 일어나는 것이 건강에 제일이다.

꽃은 계절이 바뀔 때마다 다시 피어나지만, 우리 노인들 황혼 인생은 다시 젊음으로 되돌아갈 수 없음을 명심하여 남은 오늘을 하나님께 감사드리며 살아가야 한다. 나이 들어 자진의 믿음 처 하나를 갖고 마지막 인생을 정리해가며 살자. 이제 우리 노인들은 누구 할 것 없이 이별의 정거장에서 서성이고 있다. 당신을 태우고 갈 버스 인원이 다 차도록 대기하고 있다는 사실을 잊지 말자. 지금 그런 당신이나 나나 초연한 마음으로 지는 황혼의 모습을 바라보며 작별의 손 흔들자. 그때가 지금이라 생각하고 잘 있어라 이승아! 또 다음 세상에서 만나자!! 빠이빠이라고 해 보자.

18) 눈물 나도록 살아라(Live to the point of tears)

이 유명한 말을 남긴 사람은 유명한 프랑스 작가 알베르 카뮈 (1913~1960)다.

카뮈는 '하루하루 최선을 다해 살라' 는 의미로 이 말을 했다. 그러나 이 말보다 더욱 실감나게 삶을 살다 간 영국의 여류 극 작가인 샬럿 키틀리의 인생 삶에서 진수를 느끼게 한 그녀의 유언장 같은 글을 소개한다.

그녀가 대장암 4기 진단을 받았는데, 그 후 암세포가 간과 폐 로 전이되어 그녀는 종양 제거수술 2회, 방사선 치료 25회, 화 학요법 치료 39회 등 암을 극복하기 위해 최선을 다했음에도 안타깝게도 남편과 5살, 3살짜리 자녀를 남겨둔 채 세상을 떠 나고 말았다.

그녀가 죽으면서 블로그에 마지막 글을 올렸는데 그 글 내용 이 세상에 많은 사람들의 심금을 울리기도 해서 화제가 되었 다. 그녀가 남긴 글 내용이다.

살고 싶은 나날이 이렇게도 많은데 저한테는 허락하지 않네 요. 내 아이들 커 가는 모습도 보고 싶고 남편에게는 못된 마누 라도 되면서 늙어보고 싶은데 그럴 시간을 안 주네요.

지금까지 살아보니 그렇더라고요. 매일 아침 아이들에게 일어나라고, 서두르라고, 이 닦으라고 소리 지르는 나날들이 모두가 행복이었더군요.

살고 싶어서, 해보라는 온갖 치료 다 받아봤습니다. 기본적 의학요법은 물론, 기름에 절인 치즈도 먹어보고 쓰디쓴 즙도 마셔봤어요. 한방에 가서 침도 맞았지요. 그런데 모두 아니더라고요. 귀한 시간 낭비라는 생각만 들었습니다.

장례식 문제를 미리 처리해 놓고 나니 매일 아침 일어나 내 아이들 껴안아 주고 뽀뽀해 줄 수 있다는 게 새삼 너무 감사하게 느껴졌습니다. 이제 얼마 후에 나는 남편의 곁에서 잠이 깬 이른 아침의 기쁨과 행복을 잃게 될 것이고, 남편은 무심코 커피 잔 두 개를 꺼냈다가 커피는 한 잔만 타도 된다는 사실에 슬퍼하게 되겠지요. 딸 아이 머리 땋아줘야 하는데 이를 누가 해줄 것이며, 아들 녀석이 가지고 놀던 레고의 어느 한 조각이 어디에 굴러 들어가 있는지는 나만 아는데 그건 이제 누가 찾아줄까요.

의사로부터 6개월 시한부 판정을 받고도 22개월을 더 살았습니다. 그렇게 1년 넘게 더 보너스로 얻은 덕분에 아이의 초등학교 입학 첫날 학교에 데려다주는 기쁨을 가슴에 품고 떠나갈 수 있게 됐어요. 아이의 흔들거리던 이가 빠져 그 기념으로 자전거를 사주러 갔을 때는 정말 행복했습니다. 이것 또한 감사한 일이 아닐 수 없습니다.

보너스 1년 덕분에 30대 중반이 아니라 30대 후반까지 살다 가니 감사합니다. 감사한 일이 한두 가지가 아닙니다. 중년의 복부비만 같은 거 늘어나는 허리둘레 같은 거 그거 한번 가져봤으면 좋겠어요. 그만큼 살아남는다는 얘기잖습니까?

저는 한번 늙어보고 싶었어요. "부디 삶을 즐기면서 사시기 바랍니다. 두 손으로 삶을 꼭 붙드시기 바랍니다." -샬럿 키틀리-

기탄없는 그녀의 한마디 한마디가 가슴속 깊숙한 곳까지 닿는 말이 아닐 수 없습니다.

살아가며 우리가 늘 느끼는 감정은 진실이라는 소중한 사실을 지니고 사는 속에는 언제나 신뢰라는 믿음의 깊은 울림이 남는다는 교훈을 말해줍니다. 그같이 우리에게 주어진 오늘의 평범한 일상의 하루가 그저 당연하게 그러려니 여기며 보낼 때가 많습니다. 그러나 매일매일 맞이하는 오늘 하루, 그 하루야말로 그렇게 크고 소중합니다. 2016년 1월에 쓴 나의 책 『평범한 일상의 행복』 서문 속에 "살아가는 인생사들이 누구나가 마치 걸레조각처럼 찢어지고, 허드레로 망가진 만신창이가 된 그런 애환의 눈물들이 한권의 드라마일 것"이라고 썼습니다.

어제 죽은 사람들에겐 그토록 그리워했던 그 내일이고, 그들이 고대하고 누리고 싶었던 하루였음을 유념하시고 살아가시면 어떻겠습니까.

필자는 1948년 10월 19일 여순 반란사건 당시 (중학 6년제 때) 중학 1학년생이었는데 등교하니 운동장에서 상급생들이 이제 나라가 바뀌었으니 지시에 따라 하라며 '높이 들어라 붉은 깃발을 하는 혁명가' 노래를 30분 정도 따라 배운 후 바로 시가행진에 나갔는데 처음 보는 북한 인공기를 나눠 받고 얼떨떨했습니다. 여수 시가지는 완전히 아수라장이었습니다.

한 일주일 후 국군이 여수를 수복하며 시가행진에 참여한 중학생 이상 전부 나오라해 나갔더니 그길로 서 초등학교에 잡혀가 운동장 철봉대 곁에 파놓은 큰 구덩이 앞에서 순서대로 총살시킬 때 제 차례에서 총 든 한 군인이 너 몇 학년이야? 예 1학년입니다. '나가' 하여 죽음을 면했지만, 상급생들은 꽃다운 나이로 억울하게 총살당한 수만도 헤아릴 수조차 없었습니다.

여수 시가지 (교동 중앙동) 전체가 불타버린 자리에 가보니 어머님이 홀로 땅에 발 뻗고 앉아 넋이 나간 사람처럼 울고 있던 그때 제가 '엄마' 라고 부르니 아이고 내 새끼 살아 왔구나! 하며 눈물이 범벅이 된 얼굴로 껴안고 함께 울었던 그 기억을 지금까지도 지울 수 없습니다.

두 번째는 대장암이 생겨나기 10년 전 경기도 고양시 원당에 살 때 한밤중에 갑자기 배가 뒤틀리며 숨을 쉴 수가 없어 119 구급차에 실려 서울 신촌 세브란스 응급실로 갔으나 무슨 병인지조차 알 수 없어 산소 호흡기에 의지하며 나흘 동안이나 정밀검사 끝에 췌장 쪽에 물혹 암 덩어리가 숨통을 가로막고 있는 사실을 비로소 발견, 7시간여의 대수술을 받고 살아났습니다. 당시 세브란스 큰 병원이 아니었다면 절대 소생이 어려웠던 위중한 상태였습니다. 수술실에 실려 가며 숨이 끊어지려는 순간에도 아내에게 미안하다는 말과 아이들 잘 부탁한다는 유언이 떠오릅니다. 그 외 급성 맹장염 재수술과 장중첩 수술까지 배를 다섯 번이나 쨌으나 이제껏 살아있네요.

세 번째는 Fiji에 이민 갔을 때 남태평양 바다로 밤낚시하러 갔다가 기관고장으로 표류했습니다.

당시 풍랑까지 심해지며 배가 뒤집혀져 피지인 선주와 선장 그리고 저와 한국인 김○국 네 사람이 나무 덮개 하나에 의지하고 한 시간 넘게 파도와 싸우던 때 덩치 큰 선주(120kg)가 잡았던 손을 놓으며 물속으로 가라앉았고, 동행했던 한국인 마저 수장돼 버리고 선장과 둘이서 새벽 동틀 무렵 지나가던 한 상선이 우리가 손 흔드는 걸 발견해 구사일생으로 살아났으나 아내가 놀랄까 봐 그 사실을 감춰뒀다가 훗날 말했더니 많이 놀랐습니다.

네 번째는 강진에 거주할 당시 넷째 여동생 남편이 세상을 떠나 여수 장례식장에 갔다 오던중 버스가 장흥 터널을 빠져나오다 고장나 있던 승용차를 피하려다 우리 차가 중앙분리대를 넘어 뒤집혀 많은 사상자가 나왔는데 불행중 다행이랄까 저는 무사했습니다. 사고 순간 나는 앞자리 중간에 앉아 있었지요. 운전사는 목뼈가 부러져 실려 가고 승차인원 10여 명 중 한 명이 사망하고, 먼저 사고가 난 승용차에 탔던 2명도 사망하고 우리 차에 탔던 사람은 거의가 중경상이었으나 저만 한순간 정신을 잃었을 뿐 교통순경이 와 정신 차렸을 때 멀쩡했습니다. 집에 돌아와 아내가 놀랄까 봐 숨겼는데 교통순경이 뒷날 저의 집에까지 찾아와 사고경위조사 때서야 비로소 알게 됐습니다.

그런 가난하고 어려운 시절을 살아온 해를 거듭하는 동안, 지울 수 없는 일이라면, 지금도 흔한 종이 한 장이나 구멍 난 양말 하나도 기워 신고, 밥그릇 속에 쌀 한 톨의 고마움을 잊지 않고 남기지 않으며, 비록 지금의 어려운 삶이어도 마음 비우고 하루를 사랑하며 아내와 노년을 아름답게 마무리하려 합니다.
일생을 살아가다 보면 누구나가 어려운 고비가 있게 마련이나, 저의 경우 수없는 고난의 어려운 고비와 죽음직전에서도 구출해 주신 하나님의 하해(河海)와 같은 은혜를 잊지 않고, 하나님이 베풀어 주신 천복(天福)으로 눈을 감는 그날까지 눈물나도록 열심히 살아가렵니다.

19) 생각이 바뀌면 人生이 달라진다.

마음 밭에 덕(德)의 씨앗을 심어라.

  우리 인간은 하루의 일과를 위해 누구나 열심히 살아가다 보면 뜻하지도 않았던 일들이 생겨나고 그에 따른 해결책으로 고심하게 되고, 스트레스가 쌓이기 마련이다.

  그같이 인간의 마음이란 참으로 천차만별하여 순간순간의 일들이 저마다 다양하여 마음먹기에 따라 갑자기 잠을 자다 일어나 출장을 가야 한다거나 느닷없이 바다낚시를 가겠다는 생각을 하는 때도 있다.

  결국 생각이 바뀌면 인생이 달라지고, 습관 하나를 고치면 운명이 바뀌고, 의식 하나를 바꾸면 팔자를 고쳐진다는 말이 있듯, 자신이 생각하는 마음이 운명을 만들기 때문이다. 그런 인생사의 습관이나 바르고, 나쁘게 갖는 의식인 방향설정이야말로 자신의 운명을 좌우해버리는 엄청난 이정표가 되기 때문에 자신이 지금 어떤 조건이나 환경에 처해 있느냐? 라는 문제에서 해결책을 항상 찾게 마련이다.

  그러므로 인간의 두뇌란 자신이 현재 처한 통로를 만들고, 바꾸려는 능력을 지니고 있어 선택하는 그런 방향으로 행동하기 때문이다. 그러므로 좋은 생각이 좋은 마음을 낳고, 나쁜 생각이 나쁜 사람을 만든다. 좋은 생각과 나쁜 생각은 사람에 따라 습관적 일수도, 관습적인 버릇으로도 이어질 수가 있다.

여기에서 중요한 사실은 인간이 살아가는 동안 자신의 마음밭에 무슨 씨앗을 어떻게 심느냐에 따라 인생관이 달라진다는 중요한 사실이다. 좋은 덕(德)을 심겠다는 마음이 확고할 때 매사가 넉넉한 인품의 소유자로 나날의 삶을 즐거운 마음가짐으로 이어갈 수 있다는 뜻이다.

인간이란 누구에게나 선(善)과 악(惡)이 공존하기에 때로는 나쁜 길인 줄 알면서도 가게 되는 것이다. 여기에는 반드시 이권에 따른 자기의 깊은 심층에서 나타난 선악의 행위가 언제나 문제로 남는다.

덕(德)이란 아무렇게나 생겨나는 것이 아니라, 사는 동안 남모르게 표 내지 않고 차곡차곡 쌓아두면 보물같이 귀하고 소중한 산물(産物)로 먼 훗날 후손들에 나타나는 값진 보화로운 산물이다.

자기 전생, 과거의 뿌리인 조상이 남겨놓은 부산물, 즉 얽히고 설킨 갖가지 것들이 인(因)이 되고, 지금 당신이 살아가면서 뿌리고 심어두고 있는 것이 연(緣)이 돼 미래에 생겨날 자손에까지 이어져 그 원인과 결과가 곧 인연으로 남는 업보(業報)가 인과응보로 나타난다. 인과응보는 전생에서 남겨진 선악의 모습에서 후대에 이어져 지금의 자신에게 나타나는 모습이다.

그 이유의 답은 지금 내가 아주 선하게 살아가는데도 날마다 어려운 고통을 벗어나지 못하는 까닭은 전생에서 뿌려놓은 악의 원천인 업보들이 씨앗으로 자라나 고통을 안겨주기 때문이라 했다. 어떤 사람은 지금 남의 가슴에 대못을 치고 살아가는데도 부유하게 떵떵거리며 살아가는데 그런 사람의 경우는 아직 전생에서 심어둔 선의 씨앗이 남아있기 때문이다. 그 값진 씨앗을 계속하여 더 심어두지 않고 까먹어버린 다음부터는 그 기(氣)가 빠져나가 버리면서 고단한 인생길이 시작된다는 의미이다.

19세기 말엽 영국의 시인이자 소설가인 토머스 하이디(1840~1929년)의 소설 〈테스〉에 보면, "조상이 지은 죄 값을 그 자손이 받는다는 것은 신에게는 지극히 당연할지 모르나 세상에 모든 인간들은 이를 경멸한다. 그것은 공평치 못하기 때문이며, 전혀 개선할 수도 없는 비애(悲哀)기 때문이다"고 썼다.

그러므로 지금 당신이 생각을 바꾸면 인생도 달라질 수 있다. 다시 말해 나쁜 습관 하나를 바르게 바꾸면 당신의 운명도 바꿀 수 있기에 결국, 생각과 습관은 살아가며 자신이 만들기에 달렸다. 그러므로 살아가며 자신이 실천하겠다는 의지 하나를 바꿀 때 팔자는 반드시 바뀐다는 사실이다.

그리고 보면, 실상 세상사 모두가 길가에 뒹구는 돌멩이 하나 풀뿌리나 풀벌레 하나까지도 인연이 닿지 않은 것이 없기에 불교에서는 살생을 철저하게 금한다. 인간 만사 본래 그 자체야 없지만 다만, 인연 따라 생겨나고 없어지기에 밉다, 곱다. 사랑한다. 등등의 모양새로 나타난다.

자연(自然)이란 무궁한 진리가 담겨있어 인간들 스스로가 깨우치고 느끼며 배우는 길이기에 흙 한 줌의 소중함을 아는 농부는 우직하게 땅에 파묻혀 살아가기에 정직하고 순박하다.

그러나 한편으론 팔자 좋은 사람도 있고, 불행한 사람이나 억울한 누명과 모함으로 옥살이까지 해야 하는 사람들도 많다.

부익부(富益富) 빈익빈(貧益貧)의 자본주의 경쟁 사회에서 생겨나는 빈부의 격차가 있기 마련이라 그런 현대생활에서 삶에 불만이나 낙오자가 된 어떤 젊은이는 사회에 불만을 느껴 아파트에 불을 질러 사람을 죽게 만들거나, 별의별 사건 사고가 끊이질 않고 있다.

이상의 예들에서 일체의 인연들인 전생에 뿌려놓았던 업보들이 그대로 현상계에서 싹이 트는 모습이기에 그 나쁜 인연들을 '티끌' 인 먼지로 비유하며 매일매일 털어내고 회개하면서 살아가야 한다. 그 지은 업보에 따라 죽고 다시 태어나는 반복의 현상이 번뇌와 괴로움의 나날의 고통이라서 '죄란 무서운 거' 라고 티베트〈달라이라마〉가 말했다.

일찍이 세기의 철학자요, 예술가이며 예언가이자 종교지도자〈솔로몬 왕〉이 말하기를 "헛되고 헛되니 모든 것이 헛되도다"고 말했다. 그같이 공수래공수거 인생(空手來空手去人生) 이라는데 몇 년 전 사우디 국왕이 20여 년간의 집권을 접고 세상을 떠났다.

총리직과 입법, 사법, 행정의 삼권을 손에 쥐고 이슬람 성직까지 장악한 힘의 메카였던 그도 세월 앞에 손을 들고 한 줌의 흙으로 돌아갔다. 사우디는 지금도 우리나라 돈으로 3경원에 해당되는 3천여억 배럴 이상의 석유가 묻혀있고, 자신이 소유한 재산만 해도 18조에 이르렀지만, 결국 폐렴하나 견뎌내지 못한 채 91세의 일기로 생을 접어야 했다.

우리 인간은 한번 태어났으니 반드시 죽게 되어있다. 100세 시대라 자부하고 살아가지만, 실지 건강하게 오래도록 무병으로 살아가는 사람들이 드물다. 그 이유가 현대병인 식생활과 환경오염에서나 약물중독으로 생겨나는 질병들의 암 발병의 원인이 가공음식물이나 방부제 등 각종 아스파탐의 합성물질로 인해 생겨나는 경우가 더 많다는 의학계 발표가 마치 인간에게 약 주고 병 주는 꼴인 현상이다.

그러나 건강하고 돈 많으면 참 살기 좋은 세상이다. 못 먹어서 병이 생기는 게 아니라 너무 잘 먹고 넘쳐서 문제인 것이다. 물질 홍수 시대라 해도 과언이 아니다. 너무 많이 먹어 병이 생긴다. 음식도 잘 먹고 육체노동도 적당히 하면 비만도 조절될 수가 있다. 누가 뭐래도 건강이 우선인데 몸은 혹사(酷使)시켜 놓고 장수해야 한다고, 오래 살겠다고만 한다. 오래 사는 게 중요한 것보다 건강하게 장수해야 인간답게 사는 것이다. 산송장돼 있으면 곁에 있는 사람들 못 할 일이고, 병원만 부자 만들어

준다.

이젠, 필자의 주위를 아무리 뒤돌아봐도 모두가 바람같이 훌훌 다 떠나가 버리고 없다. 홀로 외로이 낙목한천(落木寒天) 허허벌판에 홀로 서서 마음을 달래며 오늘도 그저 아내와 손잡고 집 뒤 보은산 길을 뚜벅뚜벅 걸어가고 있는 처량한 신세다. 실로 우리 인간이 100년도 다 채우지 못하고 살다 가면서 천년만년 살 것같이 욕심 부리며 아옹다옹 살아가지 않는가? 왜 그럴까?

한동안 필자가 많은 사기를 당하다 보니, 인간 기피증세가 심해져 불신과 고통의 경계에서 우울증세로 헤맬 때, 이민 생활 당시 구원투수인 고향 후배인 박영일 목사의 권유로 믿음 생활을 시작, 마음을 다잡고 나니 세상사 모두가 부질없는 짓임을 깨닫게 되었고, 다시 귀국하여서도 본격적인 성경공부와 신앙생활로 노년에 하나님에 귀의 이후, 마음가짐의 편한 안식처로 평화로워진 나날의 삶이 되었다.

프랑스 철학자 〈파스칼〉은 "나는 어디서 왔는지 모르는 것처럼 또 어디로 가는지도 모른다. 다만, 알고 있는 것은 이 세상을 떠나면 영원한 어둠 속이 아니면 성난 신의 손에 떨어지리라는 것뿐이며 우리가 하나님을 향해 마음을 열고 가까이 갈 수 있을 때 거기서 하나님을 만날 수 있다."고 했다.

참으로 종교의 힘은 논리와 상식을 뛰어넘는 것으로 불교에서는 이 세상 모두는 언젠가는 반드시 변하기에 제행무상(諸行無

常)하다고 말한다. 결국 이승에 마지막 남는 건 아무것도 없는 뜬구름, 세차게 불어온 칼바람에 시달리다 살아온 날들의 만신창이가 된 몸 하나뿐이지 않은가?

20) 절망의 길목에 섰을 때 인생은 다시 태어난다

목적(目的)이 있는 삶을 살아야 할 이유

한 세상을 살아가다 보면, 누구나 만고풍상(aii kinds of hardships and privations: long trials)을 겪으며 바람 잘 날 없이 살아가기 마련이다. 남이 내 삶을 대신 살아 줄 수 없듯이 저마다 다 자기 길을 찾아 때로는 탄식과 절망과 고통과 외로움인 방황의 길목에서 누더기 같은 상처투성이를 꿰매며 극기로 자신을 위로하려는 용기야말로 인간만이 지닌 목적 있는 삶의 반성을 깨닫게 하는 최후의 보루가 아닐까?

필자도 글을 쓰며 늘 느끼는 감정은 삶의 길목에서 때로는 내 아픔의 심정을 다 풀어놓기보다 그에 담긴 절규나 반항의 갈등인 그 여운의 빛깔을 홀로 달래며, 차분히 흐르는 개울물소리같이 지긋한 흔적의 표상으로 글을 남기려는 거짓 없는 심정이 들 때가 많다. 그래서 신록이 화창한 5월이나 눈이 펑펑 쏟아지는 한겨울이든 관계없이 내 나이가 다가는 이 해라 해도 내

년이면 모란은 다시 피는 걸 볼 꺼라 욕심 같은 생각이지만, 노쇠해가는 세월 앞에서는 이길 장수가 없듯 어쩔 수가 없다. 그래서 오늘도 새털같이 가뿐한 마음으로 아내와 손잡고 가는 길목에 색색으로 옷을 갈아입고 뽐내는 수국이나 연분홍색 달맞이꽃들이 환한 웃음으로 맞아주는 여명의 아침이 너무 참스럽기만 여겨진다.

2천 년 전 공자(孔子)가 태산 기슭을 지나다가 비파를 들고 한없이 즐거운 표정으로 바위에 앉아있는 한 노인을 바라보며, 뭐가 그리도 즐거우냐고 물으니, 사람으로 태어나 즐겁고, 남자로 태어나 고맙고, 95세까지 장수하게 해줘 고맙다고 했다는 삼락(三樂)의 글이 생각난다. 그러고 보니 필자도 지금이 100세 시대라 하지만 주위 벗들도 다 떠나가고 없는 낙조(落照)의 길섶에 홀로 서서 마음 달래며 삼락을 바란다면, 아직은 건강하여 이 어지러운 세상이어도 눈감는 날까지 남이 다 잠든 이 한밤에 쓰고픈 글을 남긴다는 작가의 품신이야말로 더 없는 현실적 행복의 삼락(三樂)이 아닌가? 생각 해 본다.

19세기 미국의 대중적 시인〈헨리 워즈워스 롱펠로〉라는 분에게 두 명의 아내가 있었는데, 첫 번째 부인은 오랜 투병 생활로 숨졌고, 두 번째 부인은 부엌에서 화재가 발생해 비참한 최후를 마쳤다.

이런 절망적 상황에서도〈롱펠로〉의 시는 여전히 아름다웠다. 임종을 앞둔 이 시인에게 그 비결이 무어냐고 물었다. 그 대답에 사과나무를 가리키며 저 나무가 나의 스승이라고 말했다. 저 나무는 매우 늙었다. 그러나 해마다 단맛을 내는 사과가 주렁주렁 열린다. 그것은 늙은 나무 가지에서 새순(筍)이 돋기 때문이다. 이 시인에게 힘을 준 것은 부정(不定)이 아니라 긍정(肯定)적인 마인드였던 것이다.

한 인생을 살아가며 지금의 내 환경을 어떻게 보느냐에 따라 두 가지로 나뉜다고 했다. 나이가 들어가는 자신을 고목(古木)으로 생각하는 사람과, 고목이지만 다시 돋아 날 새순이다 는 생각차이다. 긍정적이고, 희망적인 생각이 바로 인생의 새순이기 때문이다.

사람은 누구나 자신의 생각에 따라 새로운 감정이 생긴다. 우울하게 생각하면 우울한 감정이, 감사한 생각을 품으면 감사한 표정이기에 어떤 생각을 갖느냐? 가 매우 중요하다. 필자도 이제 나이가 짙어지니 〈롱펠로〉 시인의 생각처럼 긍정의 마인드를 언제나 심고 살아가려는 마음으로 나는 할 수 있다. 오늘 지금이 바로 천국이다. 하루하루가 선물이라는 심정으로 살아가리라.

노년 행복의 처방은 마음을 비우고 밝게 사는 정신이 중요하다. 이 하루의 순간을 즐기는 정신이 중요하기에 스트레스가 쌓이지 않게 열 받지 말고 현실에 만족하며 살아가야 한다.

우선 마음속에 걱정거릴랑 다 치워버려라. 만족(滿足)의 만(滿)자는 가득하다는 뜻이고, 족(足)은 그냥 발이란 뜻인데 어째서 만에 굳이 족(足)자를 쓸까? 발목까지 차올랐을 때 거기서 멈추는 정신이 행복이란 뜻이다. 또 추운 겨울 한 걸인을 만나 혹 행복을 아느냐? 고 물으니 그 대답을 오늘 저녁 먹을 끼니와 잠자는 곳만 있으면 그게 행복이 아니냐고 답했다고 하듯, 욕심을 최소화하며 피로감을 풀어주는 족욕(足浴)이야 말로 마음을 평안케 해 준다. 고민거리는 피를 말리는 주범이니 느긋한 마음가짐이 우선이다. 남을 미워해서는 안 된다. 행복은 언제나 내 마음속에 있다. 매일 열심히 흙을 밟아라. 대자연은 우리 인간의 생명을 자연치유 시켜주는 명의(名醫)가 아닌가?

과로나 스트레스는 조용히 찾아오는 저승사자다. 맑은 공기와 좋은 미네랄의 생수를 마셔라. 인생의 연륜은 한번 오면 뒤돌아 갈 줄 모르는 것이 우리인간의 명줄이 아니던가?

살아있을 때 건강관리를 잘하자. 그리고 매일 많이 웃자. 그래야 몸속에서 엔돌핀이 솟는다. 돈 많은 분들 천장만 쳐다보며 아이고 저 돈 언제 다 쓰지? 라며 욕심부려봤자 죽을 때 한 푼도 못 가져간다. 필자는 젊을 적에 수 없는 사기, 보증을 당하다 보니 지금은 내 집 하나 없는 알거지다. 하지만 나라님이 주는 기초생활수급비로 이만하면 돈 많이 가진 사람보다 마음이 더 부자로 행복하게 산다.

돈이란 쓰라고 만들어 놓은 것이다. 재벌이란 일반 사람보다 세상 눈을 좀 먼저 떠 운이 따랐고, 돈 관리를 잘한 사람이다.

그러나 아무리 돈이 많아도 돈 관리를 잘못하면 소리 없이 다 나가버린 후 결국 나중엔 돈에 치여 제명대로 살지 못하고 죽어가는 사람들을 내 주위에서 많이 봐 왔다.

생각을 바꾸면 인생도 달라진다. 자연은 스스로가 느껴서 배우는 길이다. 자연은 우직하고 정직하다.

돈 좀 있다고 우쭐대며 유세 떨며 목에 잔뜩 힘줘봤자 잘못하다간 목뼈 부러 진다. 세상에는 그런 후안무치(厚顔無恥)한 자들을 너무 많이 본다. 언제 어디서나 잘난 채 나서기보다 한걸음 물러서서 상대의 인격을 존중해주고 무겁게 입 다물고 자중하는 그런 사람이 대접받는다.

인생길엔 누구에게나 환란 풍파가 있게 마련이다. 개구리가 올챙이적을 잃어버리듯 돈 좀 가졌다고 과거 어려웠던 시절을 잃어버리고 살아간다. 벼는 익을 수록 고개를 숙이지만 보리는 익을 수록 빳빳이 쳐 든다. 어중간하게 가진 자들이 남을 쉽게 깔보며 설익은 자들로 '감히' 라는 말을 잘 쓴다.

필자는 때때로 격세지감(隔世之感)을 느낄 때가 많다. 어린 시절이나 청소년 때는 사람들이 참으로 순박하고 청빈하였는데 오늘날은 참 별별 세상 볼꼴, 못 볼 꼴을 다보니 가슴이 두근거리는 때가 많다.

무자비하게 자기가 낳은 갓 난 자식을 쓰레기 더미 속에 버리지 않나, 돈에 얽힌 사건들로 상대를 거리낌 없이 죽여 버리고도 잘못을 뉘우치지 못하는 살벌한 세상이다. 오늘날 자식들에

천대받은 노인들이 노숙하며 홀로 죽어가도 나 몰라라 눈 하나 깜빡 않는 세상이니, 이런 야박한 세상에 목숨을 부지하고 오늘을 살아간다는 것이 두렵기만 하다. 왜 세상이 이렇게까지 무서운 세상으로 돼 버렸을까?

21) 오늘 지금이 천국(天國)극락(極樂)이다

은덕(恩德)이야말로 돈으로 갚을 수 없다.
오늘 하루하루의 감사한 삶의 선물

어느 교회 목사님이 설교 중에 교인들을 향해 말하길 지옥에 가고 싶은 분, 손 한 번 들어 보세요?

손드는 사람이 한 사람도 없다. 그렇다면 천국이나 극락에 가고 싶은 분 손들어 보세요.

너나없이 모두가 손을 번쩍 들었다. 이곳에 계신 분들은 천국극락에만 다 가고 싶은가 보지요?

그렇다면 다시 묻겠습니다. 지금 바로 천국극락에 가고 싶은 분 있으면 손들어 보세요? 아무도 없다.

왜 아무도 없나요? 그럼 여러분이 살아 있는 "지금"이 더 좋은 천국극락이라는 말이네요? 네.......

그렇다. 세상에 나보다 더 소중한 존재란 없다. 지금 내가 아침에 눈을 떴다는 사실에 감사하고, 호흡할 수 있어 감사하며 내 의지대로 걸을 수 있어 감사하며 내 곁에 부모 형제 그리고 자식과 벗들이 있다는 사실에 감사한다. 그같이 저마다의 삶에는 그 만큼의 숨은 삶의 모습이 묻어있다.

그 반대일 때가 슬픔이고 고독이며 불행이다. 행복과 불행은 당신 생각하기에 달린 일이라 지금이 천국인 이유는 이 세상에서 행복에 겨워 살아갈 수 있는 주인공이 바로 당신이기 때문이다.

만일 당신이 몇 끼를 굶어 목에 거미줄이 처져보면 밥맛이 바로 꿀맛이라 이때가 천국임을 알게 될 것이고, 사막 한 가운데 찌는 더위에서 목이 타들어 갈 때 한 모금의 물 맛이 생명수인 걸 알게 될 것이며, 당장 숨을 쉴 수 없게 코가 막혀 죽기 일보 직전이란 사실을 알게 될 때 그때가 지옥일 것이며, 실업자가 되어 공원 벤치에 몇 날 며칠 종일토록 앉아 있어 보면 일터가 그 얼마나 낙원임을 알게 될 것이다.

또 깊은 병으로 병실 침대에 등창이 곪아 몸을 음쩍 못할 때 밖에 보이는 햇볕과 자유로이 걸어 다니는 이들이 그 얼마나 천국에 사는 사람들인가에 감복할 것이다.

비록 가진 돈다발 하나 없는 빈약한 몸이라 해도 그 값어치로 따지면 수십억 원의 몸뚱이가 살아서 걸어가고 있다는 사실이다. 거기다가 고급승용차까지면 엄청난 축복이 아닐 수 없다.

아무리 당신 앞에 산해진미가 차려져 있다 한들 눈으로 보며 침을 삼키면서 못 먹으면 지옥이요. 돌아가신 노태우 대통령이나 삼성 창업주 이건희 회장은 병원 특실 침대에서 돈다발 안고 살아보려고 발버둥 쳐봐도 죽음의 사자가 문밖에서 대기하고 서 있었으니 그게 따로 없는 지옥이란 사실이다.

이제 우리 인간은 이 세상을 창조하시고 내 부모님을 빌어 세상에 태어나 살아가게 하신 그 은혜로운 고마움이야말로 평생토록 갚아야 하는 감사의 빚을 지고 살아가고 있다는 사실을 먼저 아셔야 한다. 그 이유로 "은혜와 사랑은 돈으로 갚을 수 없다."는 한 가지 예를 들어 본다.

오래전 미국 보스톤 시에 스트로사 라고 하는 청년이 살고 있었다. 그는 큰 꿈을 가지고 있었지만, 그 꿈을 이루는데 필요한 돈이 없어서 거부인 버텐 씨를 찾아가 2천 불을 꿔 달라고 부탁했다.

자기에겐 담보는 없지만, 일에 대한 꿈과 용기가 있으니 믿고 대여해 주시면 그 은혜는 평생 잊지 않겠다고 자신 있게 말했을 때, 버튼 씨의 주위 사람들은 경력도 없는 그에게 담보나 후원자도 없이 돈을 꾸어주는 것은 위험 한 일이라고 말했으나 그 청년의 용기가 마음에 들어 모험을 걸고 선뜻 주었다.

과연, 스트로사는 얼마 되지 않아 그 돈을 갚았다. 이 일이 있은 후 10년이란 세월이 지났다.

당시 미국에는 대 경제공황이 일어나 버튼 씨가 완전 파산이 될 지경에 이르렀을 때 입소문에 그 사실을 알게 된 스트로사는 버튼 씨를 찾아가 '당신이 빚진 돈 7만5천 불을 대신 갚아 주겠다.'고 말했다. 버튼 씨는 깜짝 놀라 "내게 가져 갔던 돈은 이미 다 받았는데 무슨 소리요?" 하며 으아 해했을 때, 이에 대한 스트로사의 대답은 아주 멋졌다.

"빌려주신 돈은 분명히 갚았지만, 당시 아무것도 없던 저를 신뢰하셔서 베풀어주신 그 은덕이야말로 평생 갚지 못할 고마움의 빚입니다. 제가 그때의 2천 불로 장사를 해서 오늘날 이렇게 큰 부자가 되었어도, 그것이 돈으로 갚아진다고 생각하는 사람은 아마도 정신 나간 사람일 것입니다. 그 은덕은 영원히 갚을 수 없는 빚으로 남아 있습니다." 라고 했다지요.

그렇다. 우리 인간도 그와 마찬가지로 이 세상을 창조하신 분의 그 은혜야말로 죽는 날까지 영원히 갚을 수 없이 가슴에 안고 살아가야 하기 때문이다.

그보다 더 중요한 사실은 우리 인간의 몸뚱이야말로 하나님이 만들어 놓은 최고의 걸작품으로 그 주인공은 바로 나이기에 하루하루 오늘이야말로 내 마지막 날이라고 생각하며 이 순간순간을 감사하며 사랑하고 정의롭게 살아가야 하기 때문이다.

어떤 잘 살아가던 한 부부 사이에서 갑자기 한 사람이 세상을 떠나버리면 남은 한 사람은 살아갈 맞을 잃게 되지만, 그러나 산사람만이라도 마음을 다잡고 우울함에서 일어나야 한다. 세상사가 자기 뜻대로 안 되어도 자포자기(自暴自棄)만은 말자. 누구나 살아가다 보면 고통이 있게 마련이다. 그러나 그 고난과 싸워서 기어코 이겨야 한다. 그러므로 진정 오늘이야말로 가장 소중한 나의 날인 천국이나 극락이 되기 위해서는 자신의 정신력을 자주자주 테스트로 확인하는 것이 급선무다.

"난 할 수 있다. 오늘이 천국이다. 하루하루가 선물이다. 한때의 분을 참으면 백날의 근심을 면하리라. 내가 먹는 음식이 바로 나다. 암 그렇고말고. 감사합니다, 사랑합니다, 고맙습니다," 라고 하루에도 수없이 리듬 있게 외우고 외워야 한다.

일찍이 우리나라 원효대사에 버금가는 일본 이큐 스님은 제자들에게 마지막 말을 남기길 "걱정은 다 지나가는 바람이다. 근심 걱정은 마음의 작용일 뿐, 치러야 할 일은 치러야 한다. 그치지 않는 비는 없다. 다 지나고 보면 우습게 여겨지는 일로 노심초사하며 몸까지 힘들게 피를 말린다. 그러니 자신을 사랑하라. 모든 것은 어떻게든 된다는 긍정의 힘으로 여긴다면 당신의 아침이 찬란하게 열려 행복을 누릴 수 있다." 단, 서둘지 마라. 바쁠수록 돌아가라. 일본 말에도 (이소 게 바 마와 레)라고 한다.

(필자의 저서 "물처럼 바람처럼 살리라" 208쪽 참조)

인간 누구에게나 인생을 살아가다 보면, 고달픈 절망의 늪에서 헤어나지 못하는 좌절의 순간이 오기 마련일지라도 당신이 주님과 함께하실 때 그 좌절을 뛰어넘을 수 있는 용기가 용솟음치게 될 것이다.

예수님은 부활의 증거로 그 고통을 인간이 살아가는 길잡이가 되어주셨다. 살아 계신 하나님은 인간들이 저지르는 일들을 다 헤아리고 계시지만, 모든 인간을 구별치 않고 똑같이 사랑해 주신다는 사실이다.

대자연의 법칙에는 태어났으니 반드시 사라지는 순리(順理)라는 원칙이 있다. 황우 장사도, 세상을 지배하던 한 시대의 호걸도, 양귀비 같은 그레이스 케리도 다 역사 속으로 사라져갔다.

이렇게도 소중한 오늘 하루하루의 날들을 우리가 만끽하며 살아가는 그 은혜로움이야말로 이 세상을 창조하신 분의 사랑과 은혜를 입고 살아간다는 사실을 우리 인간은 까마득히 잊고 있다.

흔히, 우리가 사는 인생 일대를 가리켜 생존경쟁을 위한 전쟁터라고 말한다. 그런 전쟁터를 자신을 아름답게 만들기 위해선 우선 당신의 정직한 바른 정신력을 만들어야 한다. 자기 자신 마음속 적을 어떻게 잘 다스리느냐에 따라 삶 자체가 달라지기 때문이다.

이 세상에는 두 종류의 인간이 있는데, 그 하나는 나란 자신을 죄인으로 여기는 사람이 있는가 하면, 다른 한 사람은 난 죄인이 아니라고 우기는 자이다. 그러므로 자신의 이기적인 생각만으로는 천국에 절대로 갈 수가 없다. 그 심판은 오직 하나님만이 행하시는 일이다. 정말 천국에 가고 싶다면 갈 수 있는 비결 하나는 "양심"이란 쓸개를 오염시키지 않게 바로 갖는 일이다.

양심(良心)이란 인간 내부의 눈이고, 그 눈 속에 쓸개라는 것이 쓰다, 맵다, 싱겁다 등 제멋대로 쓰기에 따라 몸 안에 감시병, 즉 형리(刑吏)가 법을 집행해 선악을 가려 생겨난 결과인데, 그 주권은 하나님이시라서 인간의 쓰는 양심에 따라 천당과 지옥으로 구분하기에 인명은 재천(在天)이듯 하늘에 맡겨 둠이 옳은 판단이다. 인간의 몸속에 신장이 나빠지면 췌장의 완치율이 거의 어렵다고 한다.

아무리 곤경에 처하더라도 양심을 바로 쓸 때 하늘 길은 열려 있다. 다만 오늘이 마지막 날이라고 언제나 확신한다면 죽음도 초월한다. 이 세상을 떠날 땐 저마다 시간이란 모래밭 위에 무엇을 남겨둬야 하는가? 그것은 자신의 발자국 흔적이었기에 한 생애란 인간이 살아온 전투장이기 때문이다.

우리 인간은 사회적인 동물이다. 자신이 바르게 살아가기 위해선 갖추어야 할 덕목(德目)이란 게 있다. 인(仁) 의(義) 예(禮) 지(智) 신(信)인 다섯 가지 오상(五常)의 덕목으로 인(仁)은 측은지심(惻隱之心) 불쌍한 것을 보면 가엽게 여겨 정을 나누고자

하는 마음이며, 의(義)는 수오지심(羞惡之心)으로 불의를 부끄러워하고 악한 것을 미워하는 마음이며, 예(禮)는 사양지심(辭讓之心) 자신을 낮추고 겸손해야 하며 남을 위해 사양하고 배려할 줄 아는 마음이며, 지(智)는 시비지심(是非之心)이라 하여 옳고 그름을 가릴 줄 아는 마음이며, 광명지심(光名之心)은 중심을 잡고 항상 가운데 바르게 위치해 밝은 빛을 냄으로써 믿음을 주는 마음이다. 우리나라 서울에 4대 문 한복판에 보신각을 중심으로 종을 울리는 것은 인의예지(仁義禮智)를 갖추어야 하는 것으로 인간들 끼리 신뢰할 수 있는 유교적인 철학이다.

우리나라는 불교와 유교의 사상을 이어온 가장 으뜸의 민족으로 조상 숭배와 삼강오륜의 유교 정신으로 부모공경 정신이 가장 투철한 민족이었으나 지금은 그 반대다.

불교에 인과응보(因果應報)라는 의미는 선(善)을 행하면 선의 결과가, 악(惡)을 행하면 악의 결과가 반드시 뒤따름은 모든 형상에서 원인 없이 아무 일도 일어날 수 없다는 사실이다. 뿌리가 원(原)이고 가지가 인(因)이 되는 결과로 동기 없는 결과란 없다. 이것을 인과율(因果律) 또는 인과의 법칙이라고 한다.

그런데 오늘날 우리나라에서는 부모를 공경하는 삼강오륜이나 오상의 정신력이 사라져, 나만 잘 되면 그만이라는 부도덕한 자들이 너무 많아 그 종류도 다양하지만, 공직자가 국민이 낸 세금을 예사롭게 도적질하거나 부정한 축제로 양두구육(羊頭狗肉)같이 마치 닭 잡아먹고 오리발 내미는 자들로 변하여 고소 고발사건이 이 지구상에서 제일 많은 나라가 되었다.

삶이 고해(苦海)라고도 하지만, 짐승만도 못한 짓들을 하고 산다. 짐승들도 자기 배를 채우고 나면 나머지는 다른 짐승이 먹도록 자리를 양보해 준다. 대자연 속에 생명이 있는 모든 존재란 모두가 공존하며 살아가는데 유독 만물의 영장인 인간들만이 짐승만도 못하게 살아가는 자들이 너무 많다.

인간의 기품(氣品)이란 어디에서 오는 걸까? 그건 기본적으로 갖춰야 할 덕목(德目)에서 온다. 다시 한마디로 표현하면 "사람답게 바르게 살아가는 사람이다." 품위 있게 사는 모습은 남이 먼저 안다. 덕이란 마음을 얻는 길이며 자신의 자질과 정신력을 지키는 길이다.

삼국지의 조자룡이 그렇다. 조자룡은 관우나 장비같이 도원경에서 결의한 사람도 아니지만, 조조의 100만 대군이 유비를 압박하고 들어올 때 유비는 조자룡에게 부인과 아들을 부탁했다.

하지만, 조자룡은 끝내 부인은 지키지 못하고 간신히 아들만을 품에 안고 위기에서 탈출에 성공한다. 그러나 이때 유비는 아들을 땅바닥에 팽개치면서 말하길 이까짓 어린 자식 하나 때문에 하마터면 나의 큰 장군 하나를 잃을 뻔 했구나 하며 탄식할 때, 조자룡은 황망히 허리를 굽히며 울부짖는 유비의 아들 아두를 끌어안고 절규했다. 그만치 신뢰라는 믿음은 참된 덕목에서 온다.

바른 고수의 정신은 자신이 베푼다는 손익을 가리지 않고 표시없이 실천하는 사람이다.

영국 속담에 "정직이 최상의 방책이다(Honesty is the best policy)라는 말이 있다. 실화 하나로 1970년 당시 한국에서 교사를 하시던 분이 미국에 이민을 가 세탁소를 차렸으나 언어가 잘 통하지 않아 큰 고통을 겪고 있었다.

어느 날 손님이 맡긴 바지를 다림질하다가 우연히 왼쪽 주머니 안에 1,000달러나 되는 거금이 들어있는 것을 발견했다. 깜짝 놀라 잠시 마음이 혼란했지만, '이것은 내 돈이 아니지'라고 이내 마음을 고쳐먹고, 옷 주인이 옷을 찾으러 오던 날 그 돈을 돌려주었다.

주인은 이에 너무 감동한 나머지 "그 돈은 이미 내 것이 아니다"고 하면서 세탁소 주인에게 다시 돌려주었지만, 극구 받지 않았다고 한다. 주는 사람이나 받는 사람이나 너무나 훈훈한 미담이었기에 그 이야기가 뉴욕타임스에 기사로 오르게 되어 정직한 세탁소라고 주위에 널리 알려지자 일거리가 늘어나면서 무려 종업원을 20여 명이나 거느리면서 세탁소 사장이 되었고, 그 뉴스를 접한 뉴욕에 본사를 둔 한 항공사 관계자가 이 세탁소를 찾아와 "우리 항공사에서 배출되는 세탁물을 모두 맡기겠다."고 제안했다. 이 세탁소는 무려 700명이 넘는 직원을 거느린 세탁소 기업으로 성장했다.

신뢰라는 믿음은 곧 인간과 인간끼리의 약속이다. 사람이 정직하지 않고 상대에 신뢰를 잃을 때 인간의 가장 기본인 덕목을 잃는 것이 돼 상대가 당신을 떠나게 될 것이다. 그건 비극이다. 가진 거야 비록 빈약할망정 바르고 정의로운 삶일 때 당신의 하루하루는 행복하고 밝은 삶이 될 것이다.

괴테는 '인생을 살아가는 긍정적인 마음가짐의 오늘 하루가 최고의 날'이라는 명언을 남겼다. 당신의 오늘 일을 내일로 미룰 때 행복은 저 멀리 떠나 버린다. 지금 오늘이 날마다 사랑의 향내와 인간미가 당신에게서 풍겨 주렁주렁 매달리는 하루가 되길 기원한다.

잠시 머물다 갈 우리네 인생, 머뭇거리기엔 너무 짧은 인생이다. 러시아의 대문호 톨스토이는 이 세상에서 제일 중요한 세 가지는 첫째가 지금이고, 둘째가 지금 내 곁에 있는 사람이고, 마지막은 지금 선(善)을 행하는 일이라 했다. 톨스토이의 말같이 오늘의 내가 가장 평안(平安)을 얻을 수 있는 값진 비결은 오직 하나님만을 의지하고 하루하루를 살기에 한없는 기쁨이고 사랑이다.

우린 그런 사실을 모르고 그저 그러려니 하고 살아가며 나쁜 짓들을 하고 살아가다가 마지막 죽음 앞에 다다랐을 때 아! 내가 왜 그렇게 살아왔지? 후회를 해보나 이미 배 떠난 뒤 손 흔드는 꼴이 된다.

이 감사하고 고마운 세상에 태어나 자신의 주위를 한번 둘러

보면 어렵게 고통받는 이들이 아주 많이 널려있다. 절대 남에게 표 내지 말고 조용히 값진 종자의 씨앗을 심어둬라.

그러면 먼 훗날 당신의 그 종자의 씨앗이 잘 자라 주렁주렁 열매가 매달려진 값진 마무리로 사람답게 살아온 표적일 것이다. 나쁜 씨앗은 반드시 오만가지 인연병(因緣病)으로 나타난다. 그러나 바르고 사람답게 살아가는 길엔 천국이 언제나 당신 곁에 있다.

22) 오늘을 마지막 날처럼 살아라

고난과 역경 없이 성공한사람은 한사람도 없다

향수(香水)는 병든 고래의 몸에서 짠 기름을 원료로 하여 향수를 만들고, 우황청심환은 병든 소에서 얻어지고, 영롱한 진주는 조개가 하품할 때 들어간 한 톨의 모래가 많은 고통 끝에 탄생 된다. 병들지 않은 소의 몸에는 우황이 없듯, 영롱한 진주도 모래알을 감싸는 아픔의 액에서만이 탄생 된다.

필자가 이민 갔던 피지에서 경비행기로 3시간 거리의 〈타이티〉 휴양지에 세계 흑진주 생산 70%를 점하는 일본인이 경영하는 흑진주양식장에서 듣고 알게 된 사실이다. 로키산맥 같은 험준하고 깊은 계곡에서 비바람과 눈보라의 고통을 감내

(endurance)하며 죽지 않고 살아난 나무가 공명에 가장 좋은 재료가 되어 세계명품 바이올린이 생산된다고 했다.

이처럼 우리 인간도 한평생을 살아가며 저마다 고난과 역경의 뒤안길에서 훌륭한 인재가 탄생 되는 것처럼, 이 세상에 역경 없이 성공한 사람은 한 사람도 없다. 5대를 넘게 이어가는 장인들의 의지는 오직 자기와의 싸움에서 이겨낸 산물로 인간들이야말로 참으로 존경스러운 존재이다. 필자는 남이 잠자는 새벽 산책길에서 6~70대분들을 만나며 인사 나눌 때마다 이들의 그 정신력 또한 대단함을 느낀다.

필자가 1980년경 무역업 당시 일본 동경 긴자 거리를 걸어가다 18층 건물 아래 한 코너에 100여 m가량 줄 선 사람들 곁에 가 유심히 살펴보니 앙꼬 빵을 바로 만들어 파는 집이었다. 그래서 필자도 줄 따라가며 앞사람에 물어보니 저 맛있는 빵 한 가지로 돈을 벌어 큰 빌딩을 지어 5대 째 이어간다며 자랑스럽게 3대가 함께 나와 빵을 굽는 모습에 감복했다. 우리 같으면 부끄러워서라도 그 직업을 숨길 것인데, 일본에는 그런 장인들이 대를 이어가는 곳들이 널려있다.

그같이 우리 인간은 저마다의 고통과 시련의 역경과 환란을 통해서 귀하게 쓰임 받고 우러름을 한 몸에 받는 존재가 될 때, 하늘도 감복하여 지성(至誠)이면 감천(感天)으로 도와준다고 하지 않던가?

그러나 어떤 사람은 살아가는 것이 왜 이리 힘들까? 무슨 재미로 살아가나? 죽어버리고 싶다. 등등 그 고통을 견디지 못하고 중도 하차해 버리는 사람도 있다. 이런 분들이라면 진짜 삶의 희망과 지혜를 배울 수 있는 시장에 나가 장사 하사는 분들의 모습을 찬찬히 들여다보라. 필자도 가까운 이에게 보증을 서 오갈 때 없이 길거리에 나 앉게 됐던 과거가 수차례 생각이 난다. 과거 서울 용산 어패류 시장에 가 지방에서 올라온 어패류를 보내와 남의 점포 앞자리에서 도소매로 새벽에 팔고, 다시 노량진 수산시장엘 걸어서 가 수금해 돌아오는 한강 다리에서 투신자살하려던 한 젊은이를 겨우 달래어 지방으로 송금하려던 전액을 다 털어주고 돌아온 적도 있다. 이 젊은이는 회사 경리로 직원들 급여를 은행 앞에서 날치기 당했다는 것이다.

산다는 것이 누구에게나 말 못 하는 어려운 하루하루라지만, 그런 고난을 이겨낼 수 있는 정신력만이 살아남을 수 있다. 누가 나에게 좀 섭섭하게 대한다 해도 그가 나에게 베풀어주었던 지난날의 고마움을 기억하며 살아가는 사람은 언제나 내일이 진취적이고, 희망적인 행복한 사람이 될 것이다.

어느 때 어디서나 나의 행동이 밖에 나가 사람을 대하며 다른 이에게 누가 되지 않을까를 먼저 생각하며 행동하는 사람은 매사에 예의 바르고 정확한 사람이지만, 돈이 좀 있다고 거들먹거리거나 남 잘사는 걸 배 아파하는 자들은 이기심이 많아 그 벌로 언젠가는 신상에 탈이 생기나 질병의 고통에서 시달림을 받는 때가 반드시 온다. 살아가며 남의 가슴에 피눈물 흘리게 하는 짓만은 말아야 한다.

우리나라 사람들은 과거로부터 내려오는 관습으로 남이 잘되거나 잘 살면 괜스레 배를 앓거나 시기 질투로 재를 뿌려버려야 속이 후련하다는 오기(傲氣)인 못된 심리가 아직도 남아있다. 그 대표적인 곳이 정치판이라 철새처럼 그런 기회를 놓치지 않는 자들이 많아 사회가 혼탁해져 버렸다.

옛말에 권불 10년, 세도 10년이라 했다. 그게 오래가지 못하기에 있을 때 잘해야 한다. 과거 가난하게 살던 시절에는 멍텅구리 3대를 면키 위해 논 팔고, 집 팔아 내 자식만이라도 유학시켜 출세시키려던 서민들의 애환은 지금까지도 이어져가는 기러기 아빠들의 한국인들만의 슬픈 모습들이다.

특히 지금이 자본주의 세상으로 돈이 있어야 사람 구실을 하는 시절이다 보니 무슨 방법으로든 챙겨놓고 보자며 수단과 방법을 가리지 않는 위정자들은 물론 부동산 투기에서부터 오만가지 비리에 연루된 고위 공직자도 부지기 수다. 서민 생활에서 비록 자신의 직위가 낮아도 인격까지 낮아진 건 아니기에 기죽지 말고 당당하게 처신하는 사람이야말로 언젠가는 반드시 성공의 길이 열릴 것이다. 그래도 우리 한국 사회가 굶지 않고 먹을 수 있는 양식이 풍부해 감사하고, 바람막이가 되어 주는 아늑한 내 집이 있어 감사하게 살아가는 우리야말로 행복한 사람이다. 하루하루를 굶주림에 시달리며 3대 세습독재에 짐승같이 연명하는 북한 동족이 있다는 안타까운 아픔을 생각하며, 내가 이 나라에 태어나 있음을 그나마 감사하고 보답하는 하루가 돼야 한다.

평범한 일상의 오늘에 감사하고 마지막 날처럼 사는 사람은 행복한 사람이다. 시시각각 시간은 흘러가고 있다. 이 얼마나 값진 찰라인가를 생각해 보며 필자는 때때로 지난날 2016년에 펴낸 〈평범한 일상의 행복〉의 책 서문과 마감에 써둔 내용이 좋아 자주 되뇌어 본다.

인간은 태어나서 누구나 한 줌의 흙으로 돌아간다. 인생이야말로 덧없는 것이라 했고, 마감의 글에 먼 길을 돌아서 온 인생길 노을에 서서 뒤돌아보니 괴짜 같이 살아온 흔적이었지만, 그래도 지금껏 건강하게 살아 있다는 행복한 나날에 감사하며, 세상은 비록 당신이 없어도 해는 여전히 뜨고 진다는 진리를 깨달으며 값진 오늘을 열심히 살아가야 한다.

독일 〈루드비히〉황제의 이야기다. 호아제의 비서실장을 맡아 일하던 공작이 있었는데 황제가 그 능력을 높이 사서 총리로 삼았다. 그러자 그가 교만해지기 시작했다. 모두가 그를 싫어했다.

공작이 어느 날 사냥을 나갔다가 작은 교회를 발견했다. 교회에 들어가 기도를 하고 고개를 들었는데 그 순간 십자가에 빛과 함께 3이라는 숫자가 나타났다가 곧바로 사라졌다. 그는 자기에게 남겨진 날이 3일 밖에 없다는 것으로 해석하고, 남겨진 3일 동안 천사처럼 살았다. 총리로서 황제와 국민을 위해 최선을 다했다.

그런데 3일이 지났으나 죽음이 오지 않았다. 그는 3일이 아니라 3개월이라고 생각했다. 또 3개월을 천사처럼 열심히 살았다. 그러자 주변에 변화가 일어났다. 천국처럼 변했다. 3개월이 지났다. 아직 죽음이 찾아오지 않았다. 그러자 이번에는 3년이라고 생각하고 3년을 천사처럼 살았다.

3년이 지나는 동안 황제가 자신도 감동했다. 신하들과 백성들도 감동했다. 마침 황제가 병으로 죽게 되었는데 황제는 이 총리를 다음 황제로 세우라고 유언을 남겼다.

그때 신하들과 백성들 모두가 기뻐하며 황제의 유언을 받았다. 3년이 되던 날 그는 황제로 등극했다.

그가 바로 1314년 프랑크푸르트의 다섯 제후들에 의해 신성로마제국의 황제로 추대된 〈루드비히〉(Ludwig)황제이다.

이제 우리에게도 얼마의 시간이 더 남아있는지는 알 수 없는 일이다. 그러기에 오늘 하루하루를 처음 맞이하는 것처럼 열심히 살아야 한다. 하나님께서 허락하신 당신의 인생의 남은 시간을 거룩한 마음으로 최선을 다하며 오늘이 마지막 날처럼 살아가야 복을 주실 것이다.

23) 추억으로 떠오르는 피지(FIJI)의 밤하늘

오늘 하루도 여느 때나 변함없이 해는 뜨고, 진다. 용마루 너머로 기울어져 가는 노을빛이 너무나 곱다. 낮과 밤의 가교역할을 하는 노을이 찾아드는 초저녁에는 나의 가슴에서 일렁이는 스며진 기억들을 일깨우며 어디론가 길을 함께 나서자고 재촉한다.

이토록 노을은 나에게 언제나 수채화 물감처럼 내 가슴에 고요히 담겨 있는 불빛으로 번져갈 때마다 그저 하루가 참 평안을 얻으며 지난날들의 기억들이 아련하게 서서히 서둘러 꽃망울을 맺는다.

이민 생활을 청산하고 돌아온 고국 이곳 강진 땅에 정착한 지도 어언 18년의 세월을 맞는다. 잊혀질 수 없었던 지난날의 남태평양상의 FIJI 밤하늘이 그리울 때면 생각나는 기억들이 너무도 많다. 지구상에서 제일 먼저 해가 뜨는 적도 FIJI 나라의 밤하늘은 참으로 말 그대로 환상이다.

유난스럽게도 지는 황혼이 떠오를 때면 아내와 둘이서 이민가 정착했던 곳 ' 라우토카 ' 공동묘지 언덕에 자주 올라 먼발치에서 지평선 너머로 떨어지는 황혼에 감탄하다 못해 황홀함에 넋을 잃어버린다.

태양이 하루의 일과를 다 마치며 바다로 빠지는 그 순간 이글거리는 모습은 은빛 감색 진노랑 빛깔에서부터 시작하여 일시에 주황색으로 바뀌며 찰랑거리는 바다 물결 위에서 하늘에 이르기까지 온 천지가 불바다로 변해 버릴 때 오색 무지개가 산허리에 띠를 두르며 둥글게 감싸 안는다. 노을은 마치 쉼이고 휴식에 들어가듯 내일의 여명을 약속이나 하듯 눈썹 같은 초승달이 느리게 다가와 있다.

때때로 이런 때면 고국 생각에 잠긴다. 여름뿐인 피지에서 사계절이 뚜렷한 고국의 설악의 단풍이나 백양사나 내장사의 불바다가 된 만추의 가을 풍경이 그립기도 하고, 추운 겨울 바바리코트 깃을 세우고 길을 걸을 때면 아내가 내 옷 속에 손을 깊숙이 넣고 속삭였던 "당신은 키가 커 바바리가 너무 잘 어울린다."는 말과 눈이 펑펑 쏟아지는 길을 아작아작 걸었던 젊은 날의 추억이 새록새록 떠올라 그립기도 하다. 지금은 고국에 돌아와 그때의 기억을 더듬어 보니 무척이나 때 묻지 않은 추억이라서 지울 수가 없다.

서울에서 비행기로 밤 9시에 출발해 다음 날 아침(9시경) 지구 서편 쪽 먼발치 적도(赤道) 구역을 벗어나면 곧바로 발아래 펼쳐진 찬란한 구름 띠 아래 남태평양의 새 아침의 햇살이 열린다. 일렁이는 그 구름층을 뚫고 9시간을 날아 내려가니 바다 한가운데 자그마한 섬 FIJI라는 나라가 맞아주는 순간, 비행기가 활주로에 사뿐히 내려앉으며 수줍게 우리를 맞아 준다.

모든게 낯설기만한 이국땅, 언어와 피부 색깔이 전혀 다른 남태평양상에 위치한 작은 섬나라, 공해가 전혀 없는 FIJI란 곳이다. 우리나라 제주도의 열두 배 정도 크기로 생각하면 된다. 무인도까지 합하여 무려330개의 화산섬들과 산호섬으로 장관을 이룬다. 인구가 약 75만 명 정도인데 남섬과 북섬이 있다.

필자가 처음 거주했던 곳은 피지 남섬의 수도 SUVA라는 곳에 살다가 나디 공항에서 1시간 거리인 '라우토카'라는 조용한 지역으로 옮겼다. 그곳 언덕배기 아래 실개천을 건너면 자연 그대로 베지 않은 은갈색 억새풀과 그 곁에 사탕수수들이 사람 키를 재려는 듯 훌쩍 커 바람에 춤추듯 사각거리고, 개울물 같지도 않은 징검다리 아래로 흘러가는 실개천 뒤를 돌아가면 늘 다니던 숲길 쪽에서 멀리 바라다보이는 연초록 바다가 눈앞에 환히 펼쳐진다. 이런 때 석양 길 따라 찾아가는 기러기 떼들도 더러 본다.

모래사장 길 따라 자연 그대로 늘어진 푸른 야자나무들과 코코넛 열매 파파야와 망고가 주렁주렁 매달린 그늘진 곳을 지나면 백사장에 출렁이는 푸른 파도가 눈앞에서 밀려왔다 하얀 거품이 일시에 깨어지며 사라지는 해변을 아내와 둘이서 맨발로 발자국을 남기며 걷던 추억이 꿈길인 양 떠오른다.

하늘에는 고국에서 어린 시절에 보았던 솜구름 떼들이 시시각각 모습을 바꾸며 연보라색에서 핏빛으로 타들어 가는 황홀함에 넋을 잃고 눈 속에 그대로 담아둔 환영을 지울 수 없다.

어떤 땐 아내와 멀지 않은 곳 원주민 빌리지에 가끔 초대받아

이들과 어울려 손짓 발짓 하며 웃고 즐기는 시간을 가졌다. 조상이 본래 식인종이라던 이들은 오히려 순박하고 티 없이 맑으며 까무잡잡한 남녀 모두 100kg 정도의 우람한 체격이나 이들 특유의 웃음으로 맞아준다. 갯벌에서 막 잡아 온 랍스터(바닷가재)를 삶아 내놓거나 산돼지 바비큐를 불 위에 돌리며 함께 달 밝은 해변에서 모닥불을 피워놓고 카니발을 즐기다 보면 비록 피부 색깔은 검지만, 마음만은 너무 순박하고 곱디고운 것을 실감한다. 그런데 이상하게도 여인들도 남자 못지않게 코밑에나 장딴지에 검은 수염과 털이 나 있다.

달 밝은 보름이면 멀리 바라보이는 수평선 밤바다에 달무리가 보석처럼 수면에서 반짝거리고, 파도가 출렁일 때마다 황홀함이 꿈결에 파묻히듯 노니는 때, 아내와 둘만이 해변을 걸으며 고국 생각에 잠기곤 한다. 이들과 한밤을 꼬박 새우며 노닐다 새벽녘에 헤어지며 숲길을 빠져나올 때쯤이면 숲속 여기저기서 사람의 발소리에 놀란 듯 기러기 떼들이 후다닥 튀어나와 수면을 박차고 하늘로 날아오른다.

2001년 초에 상영된 바 있는 감동적인 영화 '캐스트 어웨이(Cast Away)'가 FIJI '야사와' 섬을 배경으로 했다. 그곳 원시림 그대로의 무인도로 추락한 비행기에서 유일하게 생존했던 한 남자 '몬도리카'가 이 섬에서 사투하는 장면을 그린 인간의 한계를 보여주는 영화로, 정글 속에서와 협곡이 많은 무인도에서의 원시인 같은 생활로 야자수 열매를 따 먹고 고기를 잡아 불을 피워 구워 먹는 그런 원초 인간의 한계를 그린 영화였다. 필자가 FIJI에 거주할 당시 나디 항구에서 쾌속정(선주 박호영)으로 1시간 거리인 그곳 야사와를 직접 현장 답사하며 보냈던 환상의 섬에서의 하룻밤은 도저히 잊을 수 없는 추억이다.

자연 온천인 사부사부, 바누아, 레부카, 베쿠니 등 전혀 개발되지 않은 자연 온천들이 많으며, 필자의 집에서 가까운 곳에도 있어 때때로 온천욕을 즐겨봤다. 그 근처에 유럽인이 만들어둔 세계 각종 식물전시장 단지에는 온갖 종류들이 가득하다. 그곳 피지의 원주민 마을에서는 소박한 민속춤을 이따금 밤이면 초대받아 함께 즐기고, 이들 특유의 땅을 파 찐 바비큐를 먹었던 기억이 생생하다.

세계에서 가장 부호인 컴퓨터 왕 빌 게이츠까지도 옛날 이곳 피지안 호텔에 신혼여행지로 다녀갔다고 하며, 휴양지 리조트 등 세계적인 기업들이 운여하는 호텔들이 경쟁적으로 들어서 있다.

거리에 나가면 처음 보는 사람이라도 스스럼없이 "불라(안녕)"라는 인사말과 야안드라(아침인사), 비나카(감사합니다), 모데(잘 가) 등 일상적인 말들로 반가움을 나타낸다. 피지인들의 주식은 '카사바'와 '달로'로 마치 한국에서 생산되는 고구마같이 땅 아무 곳에나 가지만 꽂아두면 10여 개월 후쯤 수확할 수 있다. 카사바는 관목으로 한 그루에 덩이뿌리가 5~6개씩 주렁주렁 매달려 올라와 이곳 사람들은 이 뿌리를 주식으로 쪄서 먹는다.

피지에서 신기하게 느낀 것은 피지엔 숲이 많은데 독사가 거의 없다. 그 이유는 뱀만 보면 잡아먹는 몽구스(사냥고양이과에 속함)라는 동물 때문이다. 처음 사탕수수밭에서 일하다 뱀에 물려 많은 인도인이 죽자 영국에서 몽구스를 들여와 잡아먹어 버렸기 때문이다. 특이한 일은 사철 여름뿐인 피지에서 매미 우는 소리를 전혀 들을 수가 없다는 사실이다.

남태평양 바다에서 주로 잡히는 어종으로는 생선 횟감인 참다랑어(블루핀 튜너) 눈다랑어(빅아이) 황다랑어(옐로핀), 청새치(말린, 일명 가지기), 날개다랑어(알바코어, 통조림용) 등이 있다. 바다의 닭고기라고 불리는 다랑어(참치) 종류들이 피지에서 가까운 사모아를 중심으로 한 일대에서 잡히는데 우리나라 원양어선단들이 와 잡으면 일본이나 미국 등지로 직송 공수해 외화를 벌어들이고 있다.

일반적으로 잡히는 어종에 실리실라라는 숭어만한 고기가 있는데 깊은 바다로 나가면 큰 고기를 잡을 수 있어 그 재미가 쏠쏠하다. 한번은 의외로 1미터 가량의 소형 황다랑어 한 마리와 근 20여 분 실랑이 끝에 잡아 올린 일이 있다. 그때의 손맛이 아직도 짜릿하다. 이 고기가 끌어 당기는 힘으로 줄이 탱탱해지면서 포물선을 그리다가 휘어지더니 다시 발악하듯 순간순간 방향을 바꾸며 10여 미터 전방까지 왔을 때 몸체가 수면 위로 한바탕 솟구치다가 뱃전이 가까워지니 다시 안간힘을 다해 뻗댔다. 나도 고기의 힘에 안 질세라 실랑이하다 보니 몸이 온통 땀에 흥건히 젖어 기진맥진하다 갈고리로 찍어 배 위로 올리며 기쁨의 환호성을 질렀다. 이렇게 잡다 보면 잘 잡히는 날에는 서너 뭇(30~40마리) 정도는 족히 된다.

필자는 이곳에서 밤에 피지 안의 소형 배를 빌려 이들과 함께 바다낚시를 많이 나갔다. 한번은 남태평양 한바다(1시간 거리)에까지 나가 낚시질하다가 풍랑과 기관 고장으로 인해 배가 뒤집혀 파손되며 바다에 표류하다가 4명 중 둘만이 살아난 일이 있다. 피지인 선주 한 사람은 거구라서 몸무게를 견디지 못하고 수장되었고, 같이 나갔던 한국인 김○○ 씨는 지병이 있어 파도에 견디다 못해 수장되었으나 피지인 젊은이와 필자만이 새벽 동틀 무렵 근처를 지나가던 상선에 극적으로 구출되었던 일이 있다.

사람들은 누구나 이별의 아픔을 가슴에 묻어두고 살아간다. 가장 믿었고 가까웠던 친구가 암 선고를 받고 홀연히 가버린 아픔, 사랑하던 사람을 남겨두고 헤어져야 했던 슬픔, 부모와의 이별, 반세기가 넘도록 긴긴 세월 동안 분단의 아픔을 지니고 살아온 실향민들 그리고 먼 나라로 친인척을 두고 떠나던 날의 가슴이 찢어지듯 애달픈 이별 등 이별은 정녕 삶에 잊을 수 없는 기억으로 간직될 아픔들이다.

필자가 고국을 떠나던 날, 복받치던 순간을 가눌 수 없어 낯선 이국땅에 도착할 때까지도 눈시울이 퉁퉁 부어있던 기억을 지울 수 없다. 이별이 그렇게도 짧고 애달픈 것임을 미처 모르고 지냈으나 날이 갈수록 낯선 피부 색깔에 적응치 못해 텅 빈 고독을 달랠 길 없어 한동안 우울증에 시달리기까지 했다.

다행히 집에 개 세 마리를 기르고부터 한 식구가 되어 반겨주는 즐거움에 시름을 달래기도 하고, 아내에게 바둑을 가르쳐 마음을 안정하며 함께 마음을 다잡기도 했다.

이젠 이러지도 저러지도 못한 채 초라한 행색에 아내와 함께 외로움을 달랠 뿐, 여리고 나약한 고독을 타국에서 씹으며 운명의 긴 여로(start on a journey)에 깊숙이 파묻혀 주마등처럼 스쳐 가는 많은 이들의 환영(幻影)에 세월의 뒤안길에서 눈을 감고 조용히 헤아려 볼 뿐이다.

이젠 이민 생활을 다 접고 고국 땅에 다시 정착해 살아온 지도 오래다. 피지의 노을빛은 내 사전에서 영원히 지울 수 없는 기억으로 남을 것이다. 오늘 바라보는 석양은 나를 멋쩍게 위로하듯 사라져 간다. 그렇게도 숨 가쁘게 살아왔던 날들이 어제 같은데 내 주위에는 먼저 가버린 이들이 너무 많은 기억으로 떠오를 뿐이다. 지금은 평온한 마음으로 아내와 손잡고 보은산에 올라 먼발치를 바라다본다.

노년의 진실한 감정으로 이젠 젊은 날 못다 해 준 소중한 아내를 위하여 아낌없이 다 쏟아 주고 싶다. 육신의 사랑보다 더 진한 그런 아름다운 연모의 정으로 남은 훗날을 위해 뜻있게 살아가련다.

인생길엔 연장전도 없다는데 이런 멋지고 기막힌 세상을 언제 다시 볼 수 있으랴. 살아온 인생길이 덧없는 것이라 해도 최선을 다한 도전정신은 아름다웠기에 그 발자취만은 영원히 지워지지 않을 것이다.

24) 내 마음이 닿는 곳 강진(康津)

필자가 기억을 더듬어보니 태어난 곳 통영 해변에서 자라다 뱃길로 300리 한려수도 여수에서 청소년기를 보냈고, 이후 남태평양 적도구역 FIJI에 이민 갔다 다시 고국으로 되돌아와서는 바닷가 끝자락 남도 답사 1번지 강진에서 종지부를 찍는 기이한 인연을 맺었다.

우리나라 속담에 말은 제주도로 보내고, 사람은 서울로 보내라는 말이 있다. 내 나름의 청운의 꿈을 펼쳐 볼 요량으로 서울에서 35년 여를 살아왔지만, 생존경쟁에서 날고뛰는 사기꾼 구덩이에서 더 이상 버틸 수 없어 지치고 파죽음이 다 돼 이제까지 살아있다는 것 자체가 기적만 같다.

청소년시절의 꿈이라면 마도로스 였다. 당시 여수 신항 부두에 외국 상선이 많이 들어왔을 때 우연한 날 큰 상선이 출항하던 때 하얀 옷에 금테 두른 모자에 마도로스 파이프를 물고 그 큰 배를 유유히 끌고 나가는 황홀한 모습을 보며 '아! 참 멋있다. 나도 나중에 저런 선장이 되리라.'는 꿈을 실행하려고 당시 해군사관학교 11기 시험(진해)에 응시했으나 영어 실력이 달려 낙방하고 말았다. 이후 마도로스 선장의 꿈은 접고, 교직에서 무역업으로 바꾸며 많은 나라들을 나다녔다.

　지금은 남쪽 바닷가 끝자락에 자리 잡은 포근하고 아늑한 강진. 호남의 금강산이라고 불리는 명산 월출산굽이 아래 잔잔한 호수 같은 강진만해변이 어머님 품같이 아늑하게 펼쳐져 천혜의 살기 좋은 곳이다.
　이민생활을 접고 마지막 내 혼이라도 묻히고 싶어 이곳저곳을 찾아다닐 때 해남 땅 끝까지 갔다가 다시 순천을 향해 가던 중간지점에서 우연한 날 눈이 번쩍 뜨이던 곳이 나타나 곁에 있던 분에게 여기가 어딘가 물으니 살기 좋은 강진이라 하여 순천행 차표를 포기하고 그길로 강진을 구경했는데, 그날이 마침 5일장 날이라 한다. 때 묻지 않은 아낙들이 갯벌에서 잡아 꿈틀거리는 낙지, 주꾸미나 파닥거리는 생선들이 마치 필자가 청소년시절 여수 서교동 어시장을 보는 듯하여 내 마음이 솔깃해 살기를 결심, 그 길로 강진군수(당시 황주홍)님을 뵈러 갔더니 일본 출장 가셨는데 이틀 후에 오신다 하여 메모지와 내가 써둔 책(흔적을 남긴 遺産)을 두고 평택 큰 여식 집에 임시로 거처하던 때 이틀 뒤 아침 군수라며 직접 전화해 이를 받고, 그 길로 강진에 내려와 군수님을 뵙고 강진에 정착한 지 어언 18년의 세월이 흘렀다.

천혜의 강진만 청정해역은 싱싱한 수산물이 넘치고 활기찬 재래시장에는 자연 그대로의 풍부한 유산이 넘치는 아름다운 고장으로 들녘에서 생산되는 쌀은 전국 품평대회에서 최고의 명품 쌀로 손꼽힌다.

강진에 정착하며 강진을 깊이 들여다보니 자랑거리가 넘치고 넘쳐 무엇부터 알려드려야 할지 모를 정도다.

아름다운 풍경과 깊은 역사가 숨 쉬고 있는 강진 곳곳은 말 그대로 천혜의 자랑스러운 고장임을 증명한다.

고려청자 도요지에서부터 다산 정약용 선생이 귀양 오셔서 18년 동안 유배생활을 하시던 다산초당과 중학생 교과서에까지 실려 있는 '모란이 피기까지는'의 시인 영랑 김윤식 선생의 추억이 깃든 고장이다. 김윤식 시인의 셋째 자제인 김현철을 60여 년 만에 영랑축제 행사장 생가에서 우연히 만나 그 기쁨이 참으로 컸다.

그 사유를 간단히 소개하면 이렇다. 김현철은 6·25전쟁 당시 서울 경복중학 3학년 재학하다 여수로 피란와 누님(매형은 여수 적십자병원 원장) 집에 있으면서 당시 여수중학 3학년인 필자와 같은 나이 동급생으로 우리 반에 편입해 1년 동안 공부했다. 필자와 남다르게 친해져 같은 자리에 앉아 공부했으나 휴전이 되면서 다시 서울 경복중학교로 복학하기 위해 헤어진 이후 만날 수 없었다.

이후 이 친구는 서울 문화방송(MBC)기자로 미국에 파견근무를 하다 정착한 이후 미주 동포신문(한겨레저널)발행인 겸 편집인으로 일하면서 현재 미국 플로리다주 마이애미 천혜의 관광지에서 거주하다가 아버지 영랑축제행사 때 황주홍 강진군수의 특별 초대로 한국에 왔다. 그때 필자는 남태평양 Fiji에서 거주하다가 귀국해 거처를 강진으로 정한 이후 제2회 영랑축제행사장인 영랑 생가에서 우연히 많이 본 듯한 얼굴이 있어 확인해 보니 김현철이었다. 60여년 만의 반가운 만남이었으니 참으로 그와 필자와는 우연한 인연이 아니었다. 그는 이후 영랑기념 사업회 자문위원으로 한국시문학파기념관 초창기 건립에도 기여했으며 미국으로 떠난 이후 지금까지도 컴퓨터 이메일로 꾸준히 소식을 나누고 있는 유일한 친구다.

필자는 다산 정약용 선생이 처음 오셔서 4년간 머무시던 동문 길 사의재에서 불과 500여미터 떨어진 자리에 살고 있다. 강진은 더 이상 역사속의 유배지로만 기억되지 않는다. 월출산 기슭에 끝없이 펼쳐진 광활한 차밭처럼 더욱 새롭고 곱게 단장된 강진이다.

지금은 읍내에 우리나라 서정시인 영랑 김윤식 선생의 시혼이 숨 쉬는 생가를 비롯해 그 곁에 우리나라에서 첫 유파문학인 시문학파기념관이 자리하고 있다. 시문학파기념관은 1930년 3월 5일에 창간한 시문학 동인들인 김윤식, 박용철, 정지용, 이하윤, 정인보, 변영로, 김현구(강진 출신) 신석정, 허보 등 9인의 시인을 기리는 한국 최초의 유파 문학관이기 때문에 참으로 그 의미가 크다.

또한 그 곁에는 사계절 내내 모란을 만나는 세계 모란공원이 조성돼 자연경관이 어우러진 생태문학공원인 셈이다. 서정시인 김윤식 선생의 영랑 추모공원까지 조성돼 있어 2023년에는 현재 용인에 있는 김윤식 선생의 묘를 이곳 강진으로 옮겨오도록 추진위원장 김승식 회장을 선정해 강진군과 협의 진행 중에 필자도 아들 김현철과 연락하고 있다.

강진 읍내의 오감통에는 먹거리장터와 한정식 체험관과 음악창작소까지 마련돼 있어 볼거리가 많다. 필자의 집에서 가까운 탐진로의 사의재 저잣거리에는 복합문화공간으로 관광객들에게 다양한 먹거리와 볼거리 체험거리를 제공하고 있다. 탐진강과 강진만이 만나는 곳인 강진만 생태공원은 둑이 없는 열린 하구로 습지와 인접한 농경지, 산지, 소하천 등 천혜의 생태환경을 갖추고 있어 짱뚱어 등이 서식하고 겨울이면 겨울철새들의 군무가 장관을 이루는 철새 도래지이다.

그리고 삼십리 벚꽃 길 금곡사와 동양 최대 규모의 아미타불상이 있는 남미륵사. 천년을 이어온 칠량면의 고려청자박물관은 해마다 한국 축제 중 제1의 곳으로 선정돼 손꼽히고 있다. 또한 노을이 아름다운 고바우 삼록공원을 비롯하여 가우도 출렁다리, 아름다움이 가득한 미항 마량항 놀토 수산시장, 월출산 아래 500년 호국정신의 성지 전라병영성 하멜기념관과 강진 다원, 백운동원림, 천년의 고찰 무의사 국보 제13호와 월남사지 석탑, 다산 초당 등 이루 말할 수 없는 볼거리가 축적된 참으로 아름답고 맑고 뛰어난 천혜의 관광지 이곳 강진임을 자랑스럽게 대변해 드립니다. 감사합니다.

책을 마감하며

  흘러가는 세월 속에 나도 함께 쉼 없이 여기까지 흘러왔네요. 90이라는 나이가 코앞에 다가와 섰습니다.

참 오래 살아왔구나 싶은데 뒤돌아보니 어제 같은 날들입니다. 참으로 귀하디귀한 이 시간이기에 유종의 미로 거듭나도록 노년의 마지막 품격을 지키렵니다.

  한 번뿐인 우리네 인생, 살아온 흔적을 점검해봐야 할 때입니다. 정류장엔 나를 태우고 갈 버스가 아직 졸고 있네요. 지금은 낯선 이들과 어울려 아이러니하게도 여유로움의 희열을 느낍니다.

  지나온 날들의 삶이 비록 모순덩어리뿐, 지나 놓고 보니 철이 좀 들었나 싶은데 어처구니없게도 육신이 말을 듣지 않습니다. 죽을 때까지 배운다는 말이 정답임을 다시한번 깨달았습니다. 건강이 허락한다면 눈을 감는 날까지 글을 쓰다 세상을 떠나고 싶습니다. 그게 내게 남은 욕심이 거든요.

　지난 여름 더위가 유난히도 변덕을 부려 찌는듯 하더니 지금은 세찬 눈보라가 휘날립니다.

　창틀 밖 베란다에 뒀던 달맞이꽃이 추위에 떨겠다 싶어 거실에 넣어 뒀더니 앙증맞게도 보란 듯이 모습을 뽐내며 피어있네요. 마치 은은한 사랑을 조르는 듯한 모습으로 다가와 뿌듯한 정을 안겨주려는 자태랍니다. 나의 남은 사랑을 함께 속삭여 드리겠다는 심정으로….
여기 남도답사 1번지, 물 좋고 공기 맑은 해변의 남녘땅 강진에 거처를 정한 지 어언 18년의 세월을 맞다 보니 생각나는 게 하나 있습니다. 다산 정약용 선생이 유배지 강진에 귀양살이하다 가신 것도 18년이 되는 해군요. 다산 선생이 처음 유배지에 오셔서 4년간 머물렀던 사의재(四宜齋)에서 500m 거리에 필자가 지금까지 살고 있으니 기이한 인연이라 여깁니다. 다산선생이 유배지에서 남기신 저서 500권에 비하면 나야 새발의 피라 하겠지만 그래도 이번까지 10권의 책을 냈으니 무척 보람을 느낍니다.
　앞으로 1권을 더 채워야 할 미완성의 글이 남아있는데, 건강이 허락한다면 최선을 다해 보렵니다. 다음 해 1월 11일이면 결혼 61주년이 되어 그때까지는 11권을 기어이 채우고 싶은 소망을 품어봅니다.

먼저 가신 이들이여, 아 흘러간 세월이여, 이제 내 영혼도 머지않아 당신들 곁으로 다가갈 겁니다. 인생을 정리하는 단계라서 언제일지는 아직 감잡을 수 없네요. 다만 성숙한 인품으로 왕이신 선지자 엘리아 하나님의 부르심을 받는 날까지 은혜로운 고별의 날을 기다리겠습니다.

졸필을 마다하지 않고 언제나 동행해 주신 독자님들께 일일이 찾아뵙지 못하고 이렇게 당돌한 인사로 대신합니다. 아무쪼록 만수무강하시길 축수 드리겠습니다. 고맙습니다.

2023년 계묘년 토끼해 설날 아침.

저자. 栗原 이형문(李馨汶) 이형문

걸을 수 있을 때가 내 인생이다

지 은 이   이형문

초판 발행   2023년 02월 27일

초판 5쇄   2024년 07월 22일

펴 낸 이   최두삼

펴 낸 곳   도서출판 유나미디어

주   소   (04550) 서울특별시 중구 을지로 14길 8
            (을지로3가 315-4)을지빌딩 본관 602호

전   화   (02)2276-0592

F A X   (02)2276-0598

E-mail   younamedia@hanmail.net

출판등록   1999년 4월 6일   제2-27902

I S B N   978-89-90146-25-0 /03510

값   15,000 원

<잘 못된 책은 바꾸어 드립니다>